Helmut Atzler

Der direkte Weg zu Gott

Helmut Atzler

Der direkte Weg zu Gott

Ein einfacher und schneller Weg zu
Gesundheit, Zufriedenheit und Glück.

Frei von Umwegen und Hindernissen wie
Kirche, Religion, Geistheilung und Esoterik.

Bibliografische Information der Deutschen Nationalbibliothek:
Die Deutsche Nationalbibliothek verzeichnet diese Publikation in der Deutschen Nationalbibliografie; detaillierte bibliografische Daten sind im Internet über http://dnb.dnb.de abrufbar.

ISBN: 978-3-00-043629-1
Erste Auflage 2014

Umwelthinweis: Dieses Buch wurde auf chlorfrei gebleichtem, säurefreiem Papier gedruckt.

printed by:
WirmachenDruck.de
Sie sparen, wir drucken!

Inhaltsverzeichnis

Anrede im Buch

Der Einfachheit halber und zugunsten der Lesbarkeit verzichte ich in meinem Buch auf umständliche Formulierungen wie „er/sie“, „Leserinnen und Leser“ oder „Heiler/-innen“ usw. Ganz gleich, an welchen Stellen ich in meinem Buch die weibliche oder männliche Anrede bzw. Schreibweise verwende, ich möchte damit alle Menschen gleichermaßen ansprechen – unabhängig von ihrem Geschlecht.

Einleitung

Auf der Suche nach Gesundheit kam ich 2007 das erste Mal mit der Geistheilung in Kontakt. Wenn mir bis dahin jemand gesagt hätte, dass ich selbst einmal als Geistheiler in einer eigenen Praxis stehen und Menschen die Hände auflegen würde, hätte ich ihn sehr wahrscheinlich für verrückt gehalten. Ich und Geistheilung – das passte ja nun gar nicht zusammen.

2011 war es dann aber tatsächlich so weit. Ich eröffnete meine eigene Praxis für Geistiges Heilen, behandelte erfolgreich Menschen und gab Geistheilungs-Seminare und Reiki-Kurse.
Und wenn mir dann jemand gesagt hätte, dass ich meine Praxis nur ein Jahr später wieder schließen und alle Unterlagen meiner Geistheilerausbildung im Wert von über 12.000 € vernichten würde … den Rest können sie sich bestimmt denken.

Aber genau so ist es 2012 gekommen. Ich habe mich komplett von der Geistheilung und jeglicher Esoterik getrennt. Ich habe das Behandeln eingestellt und meine Praxis geschlossen. Im selben Jahr bin ich zudem aus der katholischen Kirche ausgetreten.

Der Grund für meinen Sinneswandel war, dass ich einen viel einfacheren Weg zur Heilung, Gesundheit und Zufriedenheit gefunden hatte. Es ist ein Weg, nach dem sich so viele Menschen sehnen. Ich nenne ihn den direkten Weg zu Gott. Auch heute sehe ich immer wieder, wie Leiden und Krankheiten urplötzlich verschwinden, wenn sich die Menschen direkt an Gott wenden.

Aber genau da ist das Problem. Die meisten Menschen denken, dass sie Gott und Heilung nur in der Kirche oder in spirituellen Heilmethoden finden.

Nach vier aktiven Jahren als Energiearbeiter habe ich mich zwei weitere Jahre intensiv mit den Themen Geistheilung, geistige Welt, Gott, Jesus, meinem katholischen Glauben und der Kirche auseinandergesetzt. Ich habe erkannt, dass ich Gott weder in der Kirche noch in der geistigen Welt finden kann. Mehr noch: Nach meinen persönlichen Erfahrungen halten die Kirche und die Vorstellung einer geistigen Welt die Menschen von Gott fern.

Zusammen mit meiner Frau erforschte ich die Zusammenhänge zwischen einer direkten Beziehung zu Gott und der eigenen Gesundheit. Wir kamen zu Erkenntnissen, die nicht nur uns, sondern auch anderen Menschen sofort halfen und es auch heute noch tun. Oft sind es gerade die einfachsten und offensichtlichsten Dinge, die am schwersten zu erkennen sind.

Der Grund für meine damalige Heilerausbildung und die Praxiseröffnung war der große Wunsch, anderen Menschen zu helfen. Als ich mich von der Geistheilung getrennt und meine Praxis geschlossen hatte, war dieser Wunsch nicht einfach erloschen. Ganz im Gegenteil, er wurde immer größer. Als Folge davon ist dieses Buch entstanden, in dem ich beschreibe, wie ich meinen direkten Weg zu Gott gefunden habe, wie es mir dabei erging, welche Reaktionen mir aus der Heilerszene entgegenschlugen und wie sich meine Ansichten veränderten.

Lesen und erleben Sie selbst, wie einfach es sein kann, Ihren eigenen Weg zu finden und dabei gleichzeitig Heilung zu erfahren. Und all das ohne teure Kurse, langwierige Ausbildungen, Behandlungen durch andere, esoterische Riten oder religiöse Vorgaben und Zwänge.

Es liegt mir fern, Menschen in ihrem Tun zu beurteilen oder zu kritisieren. Mir ist auch bewusst, dass ich bei den Themen „Glaube“ und „Gesundheit“ mit einigen meiner Aussagen durchaus polarisieren und möglicherweise heftig anecken kann. Ich habe dieses Buch jedoch nicht geschrieben, um anderen nach dem Mund zu reden oder um möglichst vielen zu gefallen. Vielmehr handelt es sich um meine persönlichen Erfahrungen, die ich genau so erlebt habe und nun weitergeben möchte.

Bitte fassen Sie meine Ausführungen daher als Denkanstöße, Anregungen und Hilfe beim Finden des eigenen, ganz persönlichen Weges auf. Ich freue mich, wenn Ihnen meine Erfahrungen und meine Erkenntnisse dabei dienlich sein können und Sie das eine oder andere als Anregung mitnehmen und aktiv nutzen können. Bleiben Sie bitte stets skeptisch, und machen Sie sich Ihre eigenen Gedanken. Schließlich geht es in erster Linie um Sie und Ihre Gesundheit.

Was auch immer Sie aus diesem Buch für sich mitnehmen und welchen Weg Sie für sich als richtig erkennen, Sie müssen ihn selbst gehen. Das kann Ihnen niemand abnehmen.

In diesem Sinne wünsche ich Ihnen viele neue Anregungen und Ideen für Ihren Weg.

Helmut Atzler

Rechtlicher Hinweis

Ich habe bereits viele Heilungen gesehen, die allein auf den Glauben zurückzuführen waren. Und auch heute erlebe ich sie immer wieder. Dabei spielten und spielen bereits vorhandene Diagnosen oder die Schwere der vorliegenden Symptome keine Rolle.

Jedoch ist jeder Mensch für sich, seinen Glauben und seine Gesundheit selbst verantwortlich und muss seine eigenen Entscheidungen treffen.

Dies möchte ich durch die folgenden Hinweise unterstreichen:

⇨ Ich gebe keinerlei Heilversprechen.

⇨ Ich fordere niemanden dazu auf, nicht mehr zu einem Arzt zu gehen und sich nur noch auf seinen Glauben zu verlassen.

⇨ Ich stelle weder Diagnosen noch sage ich, dass man Medikamente oder ärztlich verordnete Therapien eigenmächtig verändern oder absetzen soll.

⇨ Ich gebe Anregungen, schreibe aber niemandem vor, was er zu glauben, zu tun oder zu lassen hat.

Der Autor und der Verlag übernehmen keine Haftung für Schäden jeglicher Art, die durch die Missachtung obiger Hinweise entstehen könnten.

Da es hier um Heilung und Gesundheit geht, möchte ich an dieser Stelle auch kurz auf meine Einstellung zur Schulmedizin eingehen.

Verletzungen oder Beschwerden, die auf äußere Einflüsse wie beispielsweise einen Unfall zurückzuführen sind, lasse ich in meiner folgenden Betrachtung außen vor. In diesen Fällen sind die Zusammenhänge recht eindeutig erkennbar.

Man hört sehr oft, dass der Mensch aus einem Körper, einem Geist und einer Seele besteht und sehr viele körperliche Krankheiten ihre Ursachen auf der geistigen und seelischen Ebene haben.

Der Schwerpunkt der Schul- und Apparatemedizin ist die Behandlung von Symptomen auf der körperlichen Ebene. Im Normalfall geht ein Mensch erst dann zum Arzt, wenn ein Problem bereits vorliegt. Die Schulmedizin ist eher weniger auf die Vorsorge oder das Vermeiden von Krankheiten ausgerichtet.

Für die Vorsorge, dass es möglichst gar nicht erst zu gesundheitlichen Problemen kommt, ist jeder Einzelne verantwortlich. Und genau dabei können eine gesunde Einstellung und ein starker Glaube sehr hilfreich sein. Diese beiden Punkte (Einstellung und Glaube) sind die Schwerpunkte in meinem Buch.

Sicherlich gibt es Situationen, in denen ein kranker Mensch körperlich erst wieder so weit aufgepäppelt werden muss, dass er überhaupt in der Lage ist, sich um sich selbst, seine Seele und seinen Geist zu kümmern.
Dabei kann die Schulmedizin eine sehr große Hilfe sein.

Es geht mir also nicht um einen Wettstreit, ob der Glaube an Gott, eine positive gesunde Lebenseinstellung oder ein Arzt besser heilen kann, sondern um eine bestmögliche Ergänzung.

Das eine sollte das andere nicht ausschließen.

Begriffserklärungen

Heilerszene

Wenn ich über die „Heilerszene“ schreibe, ist das keinesfalls abwertend gemeint. Mit „Heilerszene“ meine ich all die Menschen, die sich im guten Glauben mit Dingen beschäftigen, um sich selbst oder anderen Menschen zu helfen. Zu diesen Dingen zähle ich u.a. die Geistheilung, Energiearbeit, Lichtarbeit, Spiritualität, Esoterik, Heilsteine, Symbole, energetische Riten, Einweihungen und vieles mehr.

Energiearbeiter

Unter Energiearbeitern verstehe ich Geistheiler, Lichtarbeiter und – allgemein ausgedrückt – all die Menschen, die energetische Heilmethoden und Heiltechniken wie beispielsweise Reiki anwenden.

Geistige Welt

In der Heilerszene versteht man unter „geistiger Welt“ eine Art Zuhause der Seelen, so etwas wie das Jenseits. Von dort aus sollen sich die Seelen aussuchen, als was oder wer sie auf die Erde kommen, welche Lernaufgaben sie bewältigen und welche Erfahrungen sie dort machen wollen. Nach dem Erdentod sollen die Seelen wieder in diese geistige Welt zurückkehren, um ggf. erneut auf die Welt zu kommen.

In der geistigen Welt soll es auch geistige Helfer, Geistführer, Engel oder Mentoren geben, mit denen die Menschen über bestimmte Methoden und Techniken Kontakt aufnehmen können. Auf diese Weise sollen die Menschen unter anderem Informationen zu ihren früheren Leben und Hilfestellungen für ihr aktuelles Leben auf der Erde erhalten.

Fragen stellen

In meinem Buch schreibe ich des Öfteren, dass ich Dinge hinterfrage oder nachgefragt habe. Ich ermutige auch dazu, selbst nachzufragen.

Was ist damit gemeint? Ganz einfach: Antworten auf Fragen zu erhalten, die man sich selbst stellt. Jeder weiß instinktiv, was für ihn gut und richtig bzw. falsch und schädlich ist. Man muss nur wieder lernen, auf seinen Instinkt, sein Herz und sein Bauchgefühl zu hören und darauf zu vertrauen.

Fühlt sich etwas gut an, dann bedeutet das so viel wie JA. Fühlt sich etwas schlecht an, ist das ein NEIN. Wenn man mit etwas Übung wieder gelernt hat, seinem Herzen und seinem Bauchgefühl zu vertrauen, erkennt man auch Antworten, die weit über ein JA oder NEIN hinausgehen und auf ganz unterschiedliche Weise wahrgenommen werden können – zum Beispiel als Gefühle, Gedanken, Bilder oder Ideen, die plötzlich da sind. Oder man weiß es einfach.

In vielen Gesprächen mit meinen Klienten stellte ich fest, dass sie sich die Antworten selbst gaben und niemanden brauchten, der für sie die Fragen oder Antworten „erarbeiten“ musste.

Im 4. Kapitel gehe ich auf dieses Thema noch genauer ein.

Wer oder was ist Gott?

Sowohl in der Kirche, in den verschiedensten Religionen als auch in der Heilerszene ist immer wieder von Gott die Rede. Doch wer oder was ist Gott?

Diese Frage kann ich Ihnen nicht beantworten.

Da mir der Name „Gott" vertraut ist, bleibe ich der Einfachheit halber bei dieser Bezeichnung, ohne mir jedoch Gedanken darüber zu machen, ob es sich dabei um einen Mann, eine Frau oder irgendetwas anderes handelt. Mit jeder Eigenschaft, die man Gott zuordnet, schließt man eine andere Eigenschaft aus und begrenzt ihn somit in seiner Vorstellung. Man macht ihn greifbarer und angreifbar. Hierzu eine typische Frage:

„Wenn Gott die pure Liebe ist, warum lässt er dann Kriege, Hunger und Elend zu?"

Mit solch einer Fragestellung wird die Schuld von vornherein auf Gott abgewälzt. Die Menschen kommen gar nicht mehr auf die Idee, dass all diese schrecklichen Dinge einzig und alleine im Verantwortungsbereich der Menschen selbst liegen.
Nicht Gott führt Kriege, sondern die Menschen töten sich gegenseitig. Nicht Gott beutet die Erde aus und zerstört die Umwelt, sondern die Menschen tun dies in ihrer Gier und Rücksichtslosigkeit. Es sind die Menschen, die alle Möglichkeiten bekommen haben, um dem Hunger und dem Elend in der Welt ein Ende setzen zu können. Warum nutzen die Menschen diese nicht?

Es liegt also nicht an Gott, aktiv zu werden, sondern an den Menschen. Nicht Gott hat sich von den Menschen abgewandt, sondern die Menschen haben sich von Gott abgewandt.

Wer oder was Gott ist, ob er irgendetwas von uns verlangt, ob er gütig oder strafend ist – all das wird wohl kaum ein Mensch jemals beantworten können.
Es ist jedem selbst überlassen, ob er an Gott glaubt oder nicht, ein Leben mit oder ohne ihn führt, sich für oder gegen Gott entscheidet.

Mein persönlicher Glaube an Gott

Aufgrund meiner Erlebnisse als Geistheiler hat sich meine Beziehung zu Gott gravierend verändert. Wenn ich mich heute an Gott wende, dann ist es nicht der Gott irgendwelcher Heilmethoden, nicht der Gott der Kirche oder irgendein Gottesbild, das mir von anderen vorgegeben wird.
Ich habe für mich herausgefunden, dass es nicht hilfreich ist, sich konkrete Bilder bzw. Vorstellungen von Gott zu machen oder zu versuchen, Gott durch Riten oder Bräuche jeglicher Art näher kommen zu wollen.

Es ist jedem Menschen sehr leicht möglich, eine direkte Beziehung zu Gott aufzubauen. Vielleicht hat Gott für jeden Menschen auch eine andere „Gestalt" und die direkte Kontaktaufnahme mit Gott wird von jedem Menschen auf seine ganz eigene Art und Weise erlebt und wahrgenommen.

Ich werde nie behaupten, dass mein Verständnis von Gott das einzig Wahre ist und dass alle anderen falsch liegen.
Wie auch? Das würde ja voraussetzen, dass ich ganz genau wüsste, was Gott will, wie er fühlt, was er denkt oder was er plant. Das tue ich aber nicht. Ich selbst werde immer sehr skeptisch, wenn andere so etwas für sich in Anspruch nehmen.

Im Folgenden schreibe ich von meinen ganz persönlichen Erlebnissen auf meinem Weg zu Gott. Wie Ihr Weg aussehen wird, entscheiden Sie ganz alleine.

1. Meine Zeit als Geistheiler

Wie ich zum geistigen Heilen gekommen bin

Bis zu meinem 39. Lebensjahr hatte ich mich mit dem Thema Geistheilung nie ernsthaft beschäftigt. Mehr durch Zufall hatte ich mir den Namen eines Geistheilers notiert, der krumme Rücken wieder gerade machen sollte, ganz ohne Körperberührung und innerhalb einer Sekunde. Aufrichtung nannte sich das. Die Adresse lag dann ein halbes Jahr in einer Ablage. Als mein ältester Sohn (damals 15 Jahre alt) die letzte Routineuntersuchung bei seinem Kinderarzt hatte, diagnostizierte dieser eine leichte Skoliose mit Schulter- und Beckenschiefstand und empfahl, diesbezüglich einen Orthopäden aufzusuchen.

Ich erinnerte mich an die Sache mit der Aufrichtung, und nach einer kurzen Suche hatte ich auch die Adresse des Geistheilers wieder gefunden. Ohne mich weiter über den Heiler zu informieren, vereinbarten wir einen Termin. Ich dachte mir: *„Wenn es nicht funktionieren sollte, können wir ja immer noch zu einem Orthopäden gehen.“*

Weil ich neugierig war, meldete ich mich selbst auch gleich zur Aufrichtung an. Seit längerer Zeit hatte ich Probleme mit starken Rückenschmerzen, dennoch erwartete ich nichts Besonderes.
Im Dezember 2007 war es dann so weit. Wir fuhren zu dem Geistheiler. Als wir ankamen, waren außer uns noch ca. 40 weitere Menschen zur Aufrichtung angemeldet. Der Eingangsbereich ähnelte einem bunten Shop mit allerlei Büchern, CDs,

Steinen, Anhängern, Räucherwerk und anderen Produkten. Auch in dem Behandlungsraum selbst stieß man auf viele weitere ausgepreiste Artikel.
Der Einleitungsvortrag hörte sich einerseits sehr interessant, andererseits aber auch irgendwie unvorstellbar an. So richtig überzeugt war ich nicht und ich machte mir auch keine großen Hoffnungen – bis zu dem Augenblick, als der Geistheiler zur Demonstration eine Aufrichtung an einem Mann vornahm, der gebückt und sehr gekrümmt war. Ohne körperliche Berührung und nach nur einer kurzen Handbewegung des Geistheilers stand derselbe Mann plötzlich kerzengerade vor uns.

Ich war total begeistert und dachte nur: *„Das würde ich auch gerne können. Aber dafür muss man bestimmt eine besondere spirituelle Ader haben."* – Schade, das traf ja nun gar nicht auf mich zu.
Wir warteten gespannt auf das, was noch passieren würde.

Kurz darauf wurden wir gefragt, ob wir bereit wären, uns von Schülern behandeln zu lassen. In dieser Woche würde nämlich eine Ausbildung für Begradigungstherapeuten stattfinden. *„Wie? Schüler und Ausbildung? Kann man das doch lernen?"*, dachte ich, und etwas Hoffnung keimte in mir auf. Als ich dann noch hörte, dass jeder das geistige Heilen erlernen könne, war ich richtig froh.

Nach einer Weile waren wir endlich an der Reihe. Wir wurden zunächst vermessen und fotografiert. Die Aufrichtung bei meinem Sohn war genial. Seine Skoliose war weg, die Wirbelsäule ganz gerade, die Schultern wieder auf einer Höhe, das Becken gerade und seine Beine gleich lang.

Meine eigene Aufrichtung war ebenfalls ein voller Erfolg. Die Rückenschmerzen waren sofort verschwunden und sind seitdem auch nicht mehr wiedergekommen. Mein starkes Hohlkreuz war

ebenfalls weg und von dem Beinlängenunterschied, von dem ich vorher gar nichts wusste, war auch nichts mehr zu sehen.
Nach unserer Aufrichtung wurden wir erneut fotografiert. Die Bilder wurden für unsere Urkunden benötigt, welche die Veränderungen für immer dokumentieren sollten.

Meine Ausbildung zum Geistheiler

Aufgrund meiner eigenen Erfahrung stand für mich fest, dass ich mit der Ausbildung zum Geistheiler beginnen wollte. Mein Ziel war eine eigene Praxis, in der ich selbst anderen Menschen helfen und Aufrichtungen durchführen würde.
Die Auswahl der Heilerschule war gar kein Thema. Natürlich würde ich meine Ausbildung dort machen, wo ich die guten Erfahrungen gemacht hatte. Das Angebot erschien mir auch sehr seriös und umfangreich zu sein. Außerdem gab es Referenzen in Form von Fernsehauftritten.

Einzig der finanzielle Aspekt musste genauer überlegt werden. Mit Reise- und Übernachtungskosten würde für die Ausbildung eine Summe von ca. 5.000,- € zusammenkommen – ohne das abschließende Seminar zum Begradigungstherapeuten. Dafür musste man sich nämlich bewerben. Den Preis hierfür würde man aber erst mit der Bewerbung zu gegebener Zeit erfahren. Letztendlich waren es nochmals 5.000,- € für das Begradigungsseminar. Eine stolze Summe. Aber wenn ich erst eine eigene Praxis hätte, würde ja auch wieder Geld hereinkommen. Und in meiner Gegend gab es noch nicht viele Geistheiler.

Bereits im Januar 2008 begann ich mit meiner Ausbildung.
Es wurde viel Theorie vermittelt und sehr viel praktisch gearbeitet. Besonders die praktische Arbeit empfand ich als sehr wichtig, da man als Geistheiler mit Menschen in Kontakt kommt, die

ernsthafte Beschwerden haben können – da sollte man schon wissen, wie man damit umgeht.

Am Anfang meiner Ausbildung stand Reiki auf dem Plan. Ich lernte mit der Reiki-Energie zu arbeiten, mich zu erden, zu schützen und zu behandeln. Es folgten weitere Seminare für Reiki-Meister und -Lehrer, geistiges Heilen, Behandlung mit Kristallen, Herstellung von Heilfolien und anderen Hilfsmitteln, sowie Entstörung und Entstrahlung. Die Einweihungen in die verschiedenen Energielevel und Symbole wurden in sehr feierlichen Zeremonien vollzogen.

Im Juni 2011 war es dann so weit. Ich schloss meine Ausbildung zum Begradigungstherapeuten ab und konnte nun selbst Aufrichtungen durchführen und damit anderen Menschen helfen. Das war ein tolles Gefühl.

Die eigene Praxis

Noch im selben Monat eröffnete ich meine eigene Praxis und bot Aufrichtungen, Hausenstörungen, Heilsteine, Kurse und Seminare an. Eben alles, was ich gelernt hatte. Zuvor hatte ich bereits meine eigene Internetseite, Flyer, Prospekte, Schulungsunterlagen und Werbeanzeigen erstellt und alles für einen bestmöglichen Start vorbereitet.
Meine Devise war, dass niemand meine Praxis mit Schmerzen verließ. Ich war erst dann zufrieden, wenn es die Klienten auch waren und sie mir genau das bestätigten. Vorher hatte ich eine Behandlung nicht beendet. Doch bereits wenige Wochen nach der Praxiseröffnung merkte ich, dass mich die erlernten Heiltechniken nicht zufriedenstellten und irgendwie auszubremsen schienen. Ich spürte, dass da noch sehr viel mehr möglich war.

Die energetische Aufrichtung

Der Schwerpunkt in meiner Praxis sollte die Aufrichtungsarbeit sein. In meiner Ausbildung hatte ich gelernt, dass die Ursachen für körperliche Probleme in Wahrheit seelische und energetische Belastungen seien, welche sich beispielsweise in Wirbelsäulenverkrümmungen und anderen körperlichen Beschwerden bemerkbar machen könnten. Durch die energetische Aufrichtungsarbeit sollten diese Ursachen gelöst werden, wodurch sich der Körper sofort aufrichten und ein Heilungsprozess in Gang kommen würde.

Die Ausführung der Aufrichtungen orientierte sich an dem erlernten Vorgehen: Einführungsgespräch, Fragebogen ausfüllen lassen, Erklärungen, Vermessen, Vorher-Fotos erstellen, Aufrichtung durchführen, Nachher-Fotos erstellen, energetische Behandlung, Urkunde mit Vorher-Nachher-Fotos als Beweis aushändigen und vom Klienten schriftlich bestätigen lassen, dass er wirklich aufgerichtet wurde und nun gerade war.

Anfangs war das sehr spannend für mich. Was würde ich beispielsweise sagen, wenn eine Aufrichtung mal nicht klappen sollte? Diese Frage erübrigte sich jedoch, da alle Aufrichtungen funktionierten.

Es machte mir viel Freude, die glücklichen und verwunderten Gesichter meiner Klienten zu sehen. Ihnen war es ein Rätsel, wie das alles geschehen konnte, und auch ich war jedes Mal aufs Höchste erstaunt.
In meinen Flyern benutzte ich zwar Begriffe wie „Herstellung der göttlichen Ordnung", aber ich erwähnte nie Gott selbst. Ich sagte nicht, dass bei den Aufrichtungen Gott irgendwie wirken würde.

Wenn ich die Klienten aufrichtete, sagte ich:

*„ **Ich** beginne mit der Aufrichtung.*
*(Es folgte **meine** Handbewegung.)*
***Ich** bin fertig. “*

*„**Ich** mache das, und **Gott** wirkt dabei ... “* wäre mir zum einen viel zu anmaßend gewesen und zum anderen hätte ich das selbst nicht verstanden.

Aus der Sicht meiner Klienten muss sich das Ganze wohl so dargestellt haben: Da ist jemand, der sich Heiler nennt, irgendetwas von einer göttlichen Ordnung, Blockaden und fließenden Energien erzählt, eine Handbewegung macht und der Rücken ist plötzlich gerade.
Mit der nächsten Handbewegung nimmt derselbe Heiler das Geld für seine Dienste entgegen. Und in den Flyern, die in seiner Praxis ausliegen, werden weitere energetische Hilfsmittel, Behandlungen und Kurse zum Kauf angeboten.
Was in den Köpfen der meisten Menschen hängengeblieben sein dürfte, ist:

„Der Heiler hat mir geholfen und es hat 130,- € gekostet.
Und er bietet auch noch andere Dinge zum Kauf an. “

So weit, so gut. Doch was wäre gewesen, wenn bei dem einen oder anderen Klienten nach einiger Zeit dieselben Beschwerden wieder aufgetreten wären?
Dass diese Überlegung nicht unbegründet war, zeigte sich, als Klienten zu mir kamen und mir erzählten, dass sie schon von einem anderen Heiler aufgerichtet worden wären, diese Aufrichtung aber nicht lange gehalten hätte. Einige wären auch bei genau dem Heiler gewesen, bei dem ich meine eigene Ausbildung gemacht hatte.
Auf meine Frage, was sie denn nach ihrer Aufrichtung in ihrem Leben geändert hätten, schauten sie mich nur verständnislos an.

„Was bitte schön kann ein Heiler dafür, wenn jemand nach seiner Aufrichtung wieder in seinen alten Trott verfällt, der ihn schon einmal so krumm und schief gemacht hat? Wenn eine Person nicht bereit ist, etwas an ihrem Verhalten zu ändern, dann ist nur sie dafür verantwortlich – niemand sonst!" – dachte ich mir.

Hier bemerkte ich einen gravierenden Schwachpunkt der „energetischen Aufrichtung":
Bei dieser Methode **wurde** mit den Menschen etwas **gemacht**. Sie **wurden** aufgerichtet. Ihre Blockaden **wurden** gelöst. Das alles geschah **durch** einen Heiler. Die betroffenen Menschen selbst blieben **passiv**, ließen sich behandeln und bedienen.

Die Menschen sahen darin (zu Recht) nur eine Behandlung durch eine andere Person – eine reine Dienstleistung, für die sie schließlich bezahlten.

Ein Gesundheitsvertag mit sich selbst

Um es den Menschen verständlich zu machen, dass sie selbst aktiv werden müssen, dachte ich mir einen *„Gesundheitsvertrag"* aus. In diesem Vertrag sollten die Klienten vor ihrer Aufrichtung mehrere Dinge aufschreiben.

Dieser Vertrag enthielt drei Spalten:

Die erste Spalte trug die Überschrift *„Genesungswünsche"*. Darin sollten alle Dinge aufgeschrieben werden, die man gerne loswerden wollte. Zum Beispiel: Krankheiten, Macken, Sorgen, Ängste, Albträume … .

In der zweiten Spalte *„Verzicht"* sollte eingetragen werden, auf was man verzichten würde oder was man ändern wollte, wenn die Wünsche aus der ersten Spalte tatsächlich erfüllt werden sollten. Zum Beispiel: Rauchen, Trinken, zu fettes Essen, sich am Mobbing von anderen beteiligen, … .

In der dritten Spalte „*Neues*" sollten positive Dinge eingetragen werden, mit denen man im Falle einer Wunscherfüllung beginnen wollte.
Zum Beispiel: Mehr spazieren gehen, Sport treiben, anderen helfen, … .

Auf diese einfache Weise sollten sich die Menschen überlegen, was ihnen ihre eigene Gesundheit wert ist.

Dazu eine ganz konkrete Frage an Sie:

Was wären Sie bereit, für Ihre Gesundheit Neues zu tun, und welche alten schädlichen Dinge und Verhaltensweisen würden Sie zum Wohle Ihrer Gesundheit aufgeben?

Wenn Sie mögen, versuchen Sie, solch einen Gesundheitsvertrag für sich selbst zu erstellen – einfach nur so aus Spaß, ohne jegliche Verpflichtung. Würden Sie für jeden Wunsch in der ersten Spalte auch einen Eintrag in der zweiten und dritten Spalte finden?
Vielleicht fangen Sie ja auch an, die Einträge in den Spalten nach ihrer Wichtigkeit, Dringlichkeit oder auch Bequemlichkeit zu sortieren. Probieren Sie es ruhig einmal aus. Sie werden erstaunt sein, vor welchen großen Herausforderungen Sie plötzlich stehen können.

Kurz nachdem mein Konzept für den Gesundheitsvertrag ausgereift war, war er auch schon wieder hinfällig. In der Praxis kam er nur einen Tag lang zum Einsatz. Immer schneller ging die Entwicklung voran.

Von der Kanal-Arbeit zur Liebe Gottes

So, wie ich es gelernt hatte, diente ich bei meinen Behandlungen als „Energiekanal“. Dazu folgende kurze Erklärung am Beispiel von Reiki, der „universellen Lebensenergie“:

Bei Reiki soll es so sein, dass die behandelnde Person (Reiki-Arbeiter) als Kanal für die Reiki-Energie dient. Reiki ströme durch den Kopf ein und würde durch die Hände zur behandelnden Person (Klienten) weitergeleitet. Es fließe keine eigene Energie des Reiki-Arbeiters zum Klienten ab.
Der Reiki-Arbeiter hält seine Hände an bestimmte Positionen des Klienten und arbeitet sich so von Kopf bis Fuß durch. Wenn es dem Reiki-Arbeiter in den Händen zwickt oder zieht, kalt oder heiß wird, seien dies Zeichen dafür, dass an der betreffenden Stelle noch etwas zu tun sei. Erst wenn sich beide Hände wieder gleichmäßig wohl anfühlen, geht er zur nächsten Position über.

Bei einem Geistheiler ist das Prinzip dasselbe. Auch der Geistheiler dient als Kanal. Um diese Kanal-Arbeit zu optimieren, hatte ich auch gelernt, wie man bei Bedarf geistige Helfer zur Unterstützung anfordern könnte. Diese wüssten ganz genau, was zu tun sei und seien sehr hilfsbereit. Mit Symbolen und Mantren könnten die Energien zusätzlich verstärkt werden.

Auf diese Weise arbeitete ich etwa 8 Wochen lang. Dann wurde es mir irgendwie langweilig. Immer dasselbe. Ich stimmte mich auf die Behandlungen ein, bat die Energien und geistigen Helfer um Unterstützung, um mir dann zeigen zu lassen, wo es bei dem Klienten etwas zu tun gab.

Irgendwann dachte ich mir:

„Moment mal. Warum muss es mich eigentlich in den Händen zwicken, wenn es doch um die Probleme des Klienten geht?

Ich kämpfe mir hier einen ab, während der Klient bei schöner Hintergrundmusik auf der Liege vor sich hindöst. Vielleicht ist das Zwicken ja ein Hinweis, dass ich meine Hände wegnehmen soll, um die Profis ranzulassen.
Genau! Ihr geistigen Helfer seid ja eh schon da und wisst viel mehr als ich. Da könntet ihr doch eigentlich gleich selbst Hand anlegen. Das ist bestimmt auch viel schneller und effektiver als durch meine Hände."

Und was soll ich sagen? Genau so funktionierte es!
Je weniger ich die erlernten Techniken anwandte und je mehr ich auf den Einsatz von Symbolen, Mantren und weiteren Methoden verzichtete, umso schneller und effektiver wurden meine Behandlungen.

Eines Tages beschäftigte mich die Frage, was denn passieren würde, wenn ich mich von Reiki und den ganzen anderen Dingen, die ich gelernt hatte, komplett trennen würde?
Ich hatte plötzlich das Gefühl, dass Reiki zu einer „Energiebremse" geworden war. Wenn ich weiterhin Reiki praktizieren würde, würde ich auch nur Reiki bekommen. Aber da gab es noch so viel mehr, was stärker war als alle anderen Heilenergien und Heilmethoden zusammen. Was könnte das gewesen sein?
Zu diesem Zeitpunkt war es für mich ganz klar, dass das nur die pure Liebe Gottes sein konnte und dass die Liebe Gottes die stärkste und mächtigste Heilkraft ist, die es gibt. Die benötigte noch nicht einmal mehr die geistigen Helfer zur Unterstützung.
Mit dieser Vorstellung, „nur" mit der Liebe Gottes zu arbeiten, wurden meine Behandlungen unglaublich kraftvoll und schnell. Das war eine großartige Erfahrung. Und das Behandeln machte mir wieder richtig Freude.

Aber es hatte auch einen Nachteil. Da ich selbst kein Reiki mehr praktizierte, machte es keinen Sinn mehr, weiterhin selbst Reiki zu unterrichten. Reiki-Kurse, mit denen ich eigentlich Geld verdienen wollte, um meine bisherigen Ausgaben wieder hereinzubekommen. Kurse, durch welche ich die Miete für die Praxis finanzieren und gegebenenfalls später den Lebensunterhalt bestreiten wollte, fielen als Einnahmequelle einfach weg.

Gut: Ich hätte es auch ignorieren und trotzdem weiterhin Reiki-Kurse anbieten können. Aber aufgrund des Erlebten war es für mich einfach nicht mehr möglich.

Heilfolien und Heilsteine

Beliebige Gegenstände lassen sich mit Energien und Schwingungen „programmieren" und haben ganz offensichtlich auch eine Wirkung.

Für Menschen, die sich nur wenig darunter vorstellen können, möchte ich ein kleines Experiment vorstellen, welches selbst bei sehr kritischen Menschen immer wieder für Verblüffung sorgte.

Ausgangsstellung: Die Testperson stellt sich gerade hin und lässt die Arme seitlich gerade herabhängen. Eine zweite Person stellt sich mit etwas Abstand neben die Testperson und nimmt sie bei der Hand, so als wollten beide Hand in Hand spazieren gehen.
Nun versucht die zweite Person die Testperson seitlich zu sich heranzuziehen, während die Testperson versucht, dagegenzuhalten.

Positive Gedanken ohne Hilfsmittel: Beide Personen entspannen sich. Die Testperson denkt nun an ein sehr schönes und positives Erlebnis aus ihrem Leben. Wenn Sie so weit ist, beginnt die zweite Person wieder damit, die Testperson seitlich zu sich heranzuziehen.

Sie muss sich dabei sehr anstrengen, falls es ihr überhaupt gelingt. Die Testperson steht fest wie ein Baum.

Negative Gedanken ohne Hilfsmittel: Beide Personen entspannen sich. Nun soll die Testperson an ein sehr trauriges Erlebnis aus ihrem Leben denken. Wenn Sie so weit ist, beginnt die zweite Person wieder mit dem Heranziehen. Dieses Mal muss sie nur wenig Kraft aufwenden. Die Testperson kippt sehr leicht zur Seite um. Negative und traurige Gedanken können einem Menschen Kraft rauben und sehr leicht aus der Bahn werfen. Die Menschen haben dann wenig Halt.

Negative Gedanken mit Heilhilfsmittel: Beide Personen entspannen sich. Nun soll die Testperson erneut an ein sehr trauriges Erlebnis aus ihrem Leben denken. Dieses Mal hält sie jedoch einen programmierten Heilstein in der anderen Hand oder trägt eine programmierte Heilfolie bei sich. Wenn Sie so weit ist, beginnt die zweite Person wieder mit dem Heranziehen. Die Testperson steht fest wie ein Baum.
Die Heilfolie bzw. der Heilstein geben ihr offensichtlich Kraft.

Dieses Experiment kann viel Spaß machen, insbesondere dann, wenn die Testperson das zuvor als totalen Blödsinn abtat und trotzdem alle möglichen Testvarianten mit programmierten und neutralen Gegenständen stets zu demselben Ergebnis führen, nämlich dem, dass die Heilsteine oder Heilfolien offensichtlich funktionieren.

In meiner Heilerausbildung hatte ich gelernt, wie man für die unterschiedlichsten Anwendungsbereiche Heilfolien und Heilsteine programmieren und herstellen kann. Mit dieser Methode war die Herstellung solcher Heilhilfsmittel sehr aufwendig und Preise von ca. 25,- € bis 50,- € schienen für den Zeitaufwand, die Materialkosten und natürlich für den Nutzen durchaus gerechtfertigt zu sein.

Als ich merkte, dass meine Heilbehandlungen „nur“ mit der reinen Liebe Gottes besser und schneller als mit den erlernten Heilmethoden funktionierten, begann ich auch in diesem Bereich mit der Liebe Gottes zu „experimentieren“.

Ein weiteres Experiment mit Heilfolien

Eines Tages nahm ich – ohne besonderen Anlass – einen ganz normalen Notizzettel und hielt ein Edelstein-Pendel darüber, um die Schwingung des Zettels zu überprüfen. Und was passierte? Nichts. Das Pendel hing gerade herunter, was so viel wie „neutral“ oder „keine Schwingung“ bedeutete. Das war eigentlich auch zu erwarten.

Dann nahm ich eine von mir programmierte Heilfolie und prüfte diese mit dem Pendel. Dieses Mal drehte sich das Pendel rechts herum, was eine positive Schwingung anzeigte.
Anschließend sah ich den ganz normalen Notizzettel an und dachte nur: *„Du bist jetzt eine Heilfolie mit der puren Liebe Gottes.“*
Ich nahm mein Pendel und siehe da: Das Pendel drehte sich über diesem Notizzettel fast waagerecht in der Luft rechts herum. Bis dahin wusste ich nicht, dass sich ein Pendel derart stark drehen kann.

Weitere Tests ergaben, dass der einfache Notizzettel für alle denkbaren Bereiche eingesetzt werden konnte, während die bisherigen, speziell programmierten Heilfolien genau auf die Bereiche begrenzt waren, für welche sie hergestellt wurden.

Perfekt! Nur mit der Liebe Gottes sparte ich sehr viel Zeit und konnte Heilfolien und Heilsteine in einer wesentlich besseren Qualität herstellen.

Nur verkauft hatte ich ab diesem Zeitpunkt keine mehr.

Selbst auf einer Gesundheitsmesse mit hunderten von Besuchern an meinem Stand verkaufte ich, trotz eines reduzierten Messepreises, kein einziges Exemplar. Nach der Messe fragte ich nach dem Grund und als Antwort kam mir sofort das Wort „Betrug“ in den Sinn. Betrug? Warum das denn? Sogleich musste ich an das €-Zeichen denken.

Ich nahm den erstbesten Zettel und „programmierte“ diesen mit der Liebe Gottes und testete ihn mit dem Pendel aus. Das Pendel drehte sich wieder fast waagerecht in der Luft rechts herum.

Dann schrieb ich einen beliebigen Preis auf den Notizzettel. Das Pendel hing gerade herunter.

Kaum war der Preis durchgestrichen, schlug das Pendel wieder bis Anschlag aus.

Das Gleiche passierte auch, wenn ich anstatt des Preises ein ® oder ein © auf den Zettel schrieb.

Meine Erkenntnis daraus war, dass die Liebe Gottes mächtiger und wirkungsvoller als alle „Heilenergien“ zusammen ist, mit denen ich jemals zuvor Heilhilfsmittel hergestellt hatte. Sie wirkt unbegrenzt und ist sehr „einfach in der Anwendung“. Die Liebe Gottes lässt sich aber weder patentieren, vermarkten, noch verkaufen.

Für mich war das eine sehr bedeutende und wichtige Erkenntnis. Noch am selben Tag nahm ich den Menüpunkt „Heilsteine und Heilfolien“ von meiner damaligen Internetseite und obiges Experiment wurde Bestandteil meiner Geistheiler-Kurse, die ich zu diesem Zeitpunkt noch gab.

Wieder war eine Einnahmequelle weg. Aber ich hatte ja noch die Aufrichtungen und die Hausentstörungen.

Hausentstörung und -entstrahlung

Bei der Aufrichtung eines Menschen waren die Veränderungen sofort deutlich sichtbar. Anders war es bei der Entstörung und Entstrahlung von Häusern und Wohnungen. Kurz gefasst sollen dabei negative Schwingungen neutralisiert oder in positive Schwingungen umgewandelt werden.
Stellte man früher noch Betten wegen Wasseradern um, war das nach dieser Art der Entstörung und Entstrahlung nicht mehr erforderlich. Behandelt wurden aber nicht nur Wasseradern, sondern viele weitere Störquellen, welche für den Menschen schädlich sein könnten.
Letztendlich waren die Veränderungen ebenso unglaublich, wie jene bei der Aufrichtung eines Menschen. Mit dem Unterschied, dass man sie beim Menschen direkt sehen konnte.

Der Einfachheit halber habe ich den Menschen nach Ihrer Aufrichtung erklärt, dass die Entstörung und Entstrahlung ähnlich zu verstehen sei wie die Aufrichtung ihres Hauses. Ein Foto und die genaue Anschrift reichten aus. Ich musste auch nicht vor Ort sein. Zu einem vereinbarten Zeitpunkt führte ich die Hausentstörung als Fernbehandlung durch.
Menschen, die eine Hausentstörung durch mich hatten durchführen lassen, berichteten, dass Sie den Vorgang teilweise bis zu einer Stunde gespürt hätten, vergleichbar mit einer persönlichen Behandlung auf der Liege.

Auch in diesem Bereich wandte ich mich von den erlernten Methoden und Techniken ab. Mit der reinen Liebe Gottes funktionierten die Entstörungen und Entstrahlungen viel schneller und unkomplizierter. Auch die Wirkung war wesentlich umfangreicher.

Dann kam Gott ins Spiel

So arbeitete ich eine Zeit lang mit der Liebe Gottes.

Bitte was? *„Mit der Liebe Gottes arbeiten?"*

Irgendwann hörte sich das auch für mich ziemlich schräg an. Obwohl – bis dahin hatte ich ja noch niemandem gesagt, wie ich meine Behandlungen genau durchführte. Aber ganz im Ernst: Kann man denn mit der Liebe Gottes arbeiten?
Vielleicht *„darum bitten"* – das klang schon besser.
Für die nächste Behandlung nahm ich mir vor, Gott direkt um seine Hilfe zu bitten. Die Formulierung, die ich in Gedanken sagte, lautete in etwa so:

„Ich bitte Gott, alles zu tun, damit es diesem Menschen wieder gut geht."

Ich war kaum mit diesem Gedanken fertig, da spürte ich schon, dass nichts mehr zu tun war. Konnte das sein? Ich prüfte nochmals alle Möglichkeiten durch. Tatsächlich, es war alles erledigt. Mit den erlernten Geistheilermethoden dauerte eine Behandlung ursprünglich 20 bis 30 Minuten. „Nur" mit der Liebe Gottes war alles durch eine einzige Bitte sofort erledigt.

Gerade hatte ich einer Klientin nach ihrer Aufrichtung gesagt, dass sie sich für die Nachbehandlung bitte hinlegen möge – und schon war die Behandlung beendet. Die Klientin jetzt gleich wieder aufzuscheuchen, hätte etwas merkwürdig ausgesehen. Also blieb ich am Kopfende der Liege sitzen, ließ meine Hände auf ihrem Kopf ruhen, lauschte der Musik und freute mich über diese neue Erfahrung. Nur wenige Minuten später begann ich, gelangweilt auf die Uhr zu schauen.
Plötzlich kam mir die Hausentstörung in den Sinn. Ich fragte in Gedanken, ob denn da noch etwas zu machen sei. Nein, auch hier war nichts mehr zu tun, es war alles schon erledigt.

„Wie, schon erledigt?" Eigentlich war das eine unnötige Frage. Ich hatte doch Gott darum gebeten, dass er **alles** tun möge, damit es dieser Frau wieder gutgeht. Ich hatte nicht gesagt:

„Bitte tue alles, aber lass ja ihr Haus in Ruhe, damit ich wenigstens noch mit der Hausentstörung Geld verdienen kann."

Gott schien mit meinem Praxisangebot sehr freigiebig zu sein. Also nahm ich auch noch die Hausentstörungen von meiner Internetseite und von meiner Preisliste. Von allen ursprünglich angebotenen Produkten und Dienstleistungen war nur noch die Aufrichtung übrig geblieben.

„Sich behandeln lassen" oder „selbst handeln"?

Alles, was ich in meiner Heilerausbildung gelernt hatte, war plötzlich überholt. Viel zu langsam, zu umständlich und zu begrenzt in der Wirkung. Um Menschen zu helfen, brauchte es nur noch die Liebe Gottes. Ich bat Gott darum, ihnen zu helfen und er tat es. Einfach genial!

Aber warum musste ich eigentlich Gott für einen anderen bitten. Wenn der Klient eh schon so weit war, dass er einen Geistheiler aufsuchte, dann konnte er doch Gott gleich selbst um Hilfe bitten. Skeptisch schauten die Klienten ja sowieso schon. Darauf kam es nun auch nicht mehr an.

Und genau das probierte ich bei meinem nächsten Klienten aus, der wegen einer Aufrichtung in meine Praxis gekommen war. Ich erklärte ihm die Zusammenhänge, warum die Menschen krumm und schief seien – so, wie ich es in meiner Ausbildung gelernt hatte. Zum Erstaunen des Klienten sagte ich ihm anschließend, dass ich diese Aufrichtungen ab genau diesem Zeitpunkt nicht mehr durchführen werde. Vielmehr forderte ich ihn auf, sich selbst an Gott zu wenden, da dieses Vorgehen in seiner Wirkung weit über die bisherige Aufrichtungsmethode hinausginge. Die erhofften körperlichen Veränderungen, weshalb der Klient in meine Praxis gekommen war, könnte man als willkommenen Nebeneffekt betrachten. Sie stünden aber nicht mehr im Vordergrund.

Ich erklärte dem Klienten, wie er sich mit seiner Bitte direkt an Gott wenden kann. Etwas mulmig war mir schon dabei. Ich wollte mir gar nicht vorstellen, wie ich reagieren würde, falls die von mir vollmundig angepriesene Vorgehensweise doch nicht funktionieren würde. Zur Not könnte ich die Aufrichtung ja selbst noch durchführen – heimlich, ohne dass der Klient etwas davon mitbekommen würde. Das waren aber unnötige Sorgen und Gedanken.
Kaum hatte der Klient damit begonnen, seine Bitte laut auszusprechen, war auch schon alles geschehen. Seine Beschwerden waren weg, die Schultern auf einer Höhe, die Wirbelsäule und das Becken gerade und die Beine wieder gleich lang. Der Klient hatte seine „Behandlung“ selbst durchgeführt. Und das ohne Ausbildung und ohne Einweihungen – einzig und alleine durch eine einfache Bitte, die er direkt an Gott richtete.
Nach dieser erfolgreichen Premiere behielt ich diese Vorgehensweise für alle nachfolgenden Klienten bei.

Den Klienten wurde bewusst, dass die erfolgten Heilungen nicht aufgrund irgendwelcher Behandlungen durch eine andere Person passierten, sondern weil sie sich selbst direkt an Gott wandten. Sie lernten dabei, dass nur sie selbst für Ihre eigene Gesundheit verantwortlich sind und auch niemand da ist, den sie zur Verantwortung ziehen könnten.

Als ich die erlernten Aufrichtungen noch persönlich bei meinen Klienten durchführte, hörten sich die Reaktionen so an:

„Das kann ich gar nicht glauben. Unbegreiflich. Unvorstellbar. Wie machst du das?“

Und natürlich freuten sie sich. Aber es war auch Skepsis vorhanden und die Frage *„Wie lange hält das jetzt?“* wurde sehr oft gestellt.

Ab dem Zeitpunkt aber, ab dem sich die Menschen selbst direkt an Gott wandten, wurde es diesbezüglich ganz still. Die Skepsis war verflogen, und es wurden auch keine Fragen mehr nach der Haltbarkeit gestellt.
Auch Worte wie *„unglaublich“* oder *„unvorstellbar“* fielen nicht mehr. Irgendwie spürten und wussten die Menschen, was da geschehen war. Viele Fragen, die vorher noch gestellt wurden, erübrigten sich. Auch die zeitaufwendige Herstellung der Urkunden mit den Vorher-/Nachher-Fotos wurde überflüssig, weil keine Beweise mehr nötig waren.

Die Erfolge waren einfach da und die Anwendung kinderleicht. Weil sich aber die Klienten nun selbst an Gott wandten, stellte sich mir die Frage nach meinem Anteil und Zutun bei diesen Ereignissen.

So stellte ich es den Klienten frei, ob und wie viel sie für ihren Besuch in meiner Praxis bezahlen wollten.

Wie soll ich davon berichten?

So einfach sich meine neue Vorgehensweise in der Theorie anhörte und so simpel sie in der praktischen Anwendung auch war, wie sollte ich neue Klienten in meine Praxis bekommen?

Wie sollte ich das bewerben?
Konnte ich überhaupt noch von „Behandlungen" sprechen?
Eigentlich machte ich selbst ja gar nichts mehr.

Wie sollte ich die Klienten begrüßen, wenn sie in meine Praxis kämen? Mit einem:

„Schön, dass Sie gekommen sind. Aber ich kann Ihnen nicht helfen. Nur Sie selbst können sich helfen. Dazu brauchen Sie lediglich Gott um seine Hilfe bitten."

Womöglich hätten sie gleich Reißaus genommen, weil sie gedacht hätten, bei einer Sekte gelandet zu sein. Und falls das nicht der Fall gewesen wäre, warum sollten sie mir das glauben? Viele von ihnen gingen ja regelmäßig in die Kirche, beteten zu Jesus und klagten Maria ihr Leid. Da passierte ja bisher auch nichts. Warum sollte das ausgerechnet in meiner Praxis und bei mir anders sein?
In diesem Zusammenhang sei kurz erwähnt, dass sich meine Praxis in einem erzkatholischen Landkreis befunden hat. *„Komm zu mir, dann hilft Dir Gott"* wäre ein denkbar ungeeigneter Werbeslogan gewesen.

So entschloss ich mich dazu, gar keine „Behandlungen" mehr anzubieten. Stattdessen entwarf ich ein Konzept, das ich problemlos bewerben könnte. Auf diese Weise könnte ich den Menschen nach wie vor helfen, meine Praxis weiterhin sinnvoll nutzen und hätte wenigstens noch eine letzte Einnahmequelle.

Ausbildung in „der Liebe Gottes“

Die optimale Lösung schien mir ein einziger Kurs zu sein, in dem die Teilnehmer alles und noch viel mehr lernen könnten, wofür ich selbst – über mehrere Jahre verteilt – Tage und Wochen in Kurse und Seminare investiert hatte. Ursprünglich plante ich für diesen einen Kurs ganze 10 Stunden ein.

Dies war möglich, weil „nur“ die Liebe Gottes zum Einsatz kam.

Vier bis fünf Zettel an schriftlichen Unterlagen reichten aus. Alles funktionierte ohne Einweihungen, ohne das Auswendiglernen von Symbolen, Riten, Mantren oder dem Einstudieren von Behandlungsabläufen. Über komplizierte und aufwendige Dinge wie Schützen, Erden, Abgrenzen, Heilreaktionen, Erstverschlimmerungen und viele andere aus der Heilerszene bekannte Sachen mussten sich meine Kursteilnehmer erst gar keine Gedanken machen. Denn das alles kennt und braucht die Liebe Gottes nicht!

Die Teilnehmer sollten auch lernen, wie sie die Ursachen für bestimmte Probleme selbst erkennen und beheben können. Allein für das Erkennen der Ursachen plante ich ursprünglich 2 bis 3 Stunden ein. Doch es kam ganz anders. Sie erzählten einfach von ihren Problemen und gaben sich dabei ganz beiläufig, fast wie selbstverständlich, die richtigen Antworten. Weil es so einfach war, musste ich sie sogar ab und zu darauf hinweisen, dass sie ihre Probleme gerade selbst erkannt und damit auch bereits gelöst hatten.

Der Kurs war so effizient, dass er sogar nur ca. 6 Stunden dauerte. Doch am Ende dieses Kurses spürte ich, dass ich keinen weiteren mehr anbieten würde.

Die Trennung von Reiki und der Geistheilung

Mir wurde bewusst, dass sich mein neuer Kurs zu sehr an den alten Denkweisen orientierte. Es ging nicht um mich, meine Praxis, das Behandeln, um Kurse oder das Geldverdienen, sondern einzig und alleine um die Menschen und deren direkte Beziehung zu Gott.
Diese Beziehung kann nicht durch Behandlungen oder sonstige Dienstleistungen anderer Menschen herbeigeführt werden. Man kann sie auch nicht käuflich erwerben.

Doch jeder Mensch kann sich jederzeit und überall auf seine persönliche und direkte Beziehung zu Gott einlassen. Ist diese Beziehung wieder vorhanden, dann ergibt sich alles andere von ganz alleine. Wer sich aus freiem Willen Gott wieder direkt zuwendet, steht automatisch voll und ganz in seiner Liebe und braucht weder Behandlungen, Heilsteine, Hausentstörungen noch Heilerausbildungen.

In den zurückliegenden Monaten hatte ich ja selbst erlebt, gesehen und gespürt, dass mich die Ereignisse in meiner Praxis immer mehr zu Gott hinführten, die Praxisarbeit dabei viel leichter und effektiver wurde, und sich die Menschen zum Schluss sogar selbst helfen konnten.
Je mehr ich mich auf Gott eingelassen hatte, umso mehr hatte ich mich von den Methoden und Techniken der Geistheilung entfernt. Im Umkehrschluss musste das aber bedeuten, dass ich mich wieder von Gott entfernen würde, wenn ich mich erneut auf die Methoden und Techniken der Geistheilung und die Produkte der „geistigen Welt" einlassen würde. Und das schien sich nicht nur auf die Dinge zu beziehen, die ich selbst gelernt und angewandt hatte.

Also trennte ich mich energetisch von allen Einweihungen, Bindungen an Heilenergien, Lehrern und Meistern, vernichtete alle Unterlagen und Urkunden und war wieder vollkommen frei davon.

Da ich auf keine herkömmliche Heilmethode mehr angewiesen war, waren plötzlich auch alle herkömmlichen Hilfsmittel wie ein Behandlungszimmer oder die Behandlungsliegen überflüssig geworden. Für mich war jetzt alles stimmig.
Somit kündigte ich den Mietvertrag für meine Praxis und löste sie auf.

Die Reaktionen von Ex-Kollegen

Die Menschen, denen ich bisher in der Heilerszene begegnete, waren stets um ein freundliches, liebevolles und harmonisches Miteinander bemüht. In der Heilerszene darf jeder so sein, wie er will und jeder soll sogar seinen eigenen Weg in seiner eigenen Geschwindigkeit gehen. Alles hat seine Zeit und jeder hat seinen freien Willen, der von allen anderen respektiert wird. Niemand wird bewertet oder beurteilt. Alles ist in „Licht und Liebe“ gehüllt und überall herrscht pure Harmonie. Soweit die Theorie.

Als Ex-Kollegen von mir erfuhren, dass ich zunächst einige Dinge kostenlos anbot, bekam ich unter anderem Folgendes zu hören:

„Du verlierst Deine Talente, wenn Du kostenlos arbeitest.“

„Alles grobe Fehler!“

„Du verstößt gegen die geistigen Gesetze.“ (Auf die „geistigen Gesetze“ komme ich im nächsten Kapitel noch zu sprechen.)

Bestimmt waren das aber nur liebgemeinte Hinweise.
Doch selbst wenn es Versuche waren, mich wieder auf Kurs zu bringen, hätte ich das aus ihrer Sicht sogar verstehen können. Schließlich machte ich ihnen die Preise kaputt. Mir war schon klar, dass sie davon nicht begeistert sein würden und dementsprechend nahm ich die obigen Aussagen mit einer gewissen Gelassenheit hin.

Als jedoch bekannt wurde, dass ich mich komplett von allen energetischen Heilmethoden getrennt hatte und auch kein Reiki mehr praktizierte, bekam ich vieles zu hören, was ich absolut nicht erwartet hatte.

Sehr bemerkenswert fand ich u.a. die folgenden Sätze:

„Deinen Weg gibt es nicht!“

„Hast du dich von Reiki abgewendet, dann hast du dich von Gott abgewendet!“

„Wenn du Reiki einmal mit dem Herzen gelehrt hättest, würdest du nicht durch Ablehnung sündigen!“

Vorher war bei Reiki immer nur von einer „universellen Lebensenergie“ die Rede. Doch nun wurde Reiki mit Gott gleichgesetzt.

Und dann noch die Aussage mit dem Sündigen. Hat nicht die Kirche ein Patent auf diesen Begriff? Im Zusammenhang mit der Heilerszene hörte ich „Sünde“ zum ersten Mal.

Jetzt wurde ich erst richtig neugierig und hinterfragte sehr viele Dinge meiner damaligen Heilerausbildung.
Auf der einen Seite ärgerte ich mich eine Zeit lang über mich selbst, weil ich die offensichtlichsten Zusammenhänge nicht erkannt oder beiseitegeschoben hatte.

Auf der anderen Seite bereute ich weder meine Heilerausbildung noch meine Zeit als Geistheiler. Denn dadurch bin ich ja erst auf den direkten Weg zu Gott aufmerksam geworden.

Vielleicht musste ich all diese Erfahrungen machen, um zu erkennen, wo der Weg der Geistheilung und der „geistigen Welt" hinführt und wovon er wegführt. Nur so konnte ich mir ein eigenes Bild aufgrund eigener Erfahrungen machen.

2. Geistheilung und Esoterik

Bereits während meiner zuvor geschilderten Erfahrungen als Geistheiler ahnte ich, dass Gott mit den Methoden und Techniken der Heilerszene sowie den Produkten der „geistigen Welt“, bei denen mit angeblich göttlichen Energien ein kommerzieller Handel betrieben wird, nicht allzu viele Berührungspunkte haben kann.

Energiearbeitern gegenüber brauche ich nicht mit vielen Worten zu argumentieren. Allein in dem ersten Kapitel dieses Buches sind genügend Anregungen, Beispiele und Experimente aufgeführt, die sie ohne weiteres selbst nachmachen können.
Sie haben jederzeit die Möglichkeit, sich von der Richtigkeit der Aussagen persönlich zu überzeugen. Aus diesem Grunde verzichte ich darauf, ausführlich auf jede einzelne der zahlreichen Widersprüche und Gefahren der Geistheilung einzugehen, die mir im Nachhinein bewusst geworden sind.

Die folgenden Aspekte habe ich so formuliert, dass sie auch für Menschen verständlich sind, die bisher kaum oder gar keine Berührungspunkte mit der Heilerszene hatten.

Gott in der Heilerszene

Heilerschulen und Energiearbeiter tragen viele Informationen aus den unterschiedlichen „heiligen Schriften“, Religionen und Glaubensmodellen zusammen. Sie schaffen sich eine schöne neue Welt mit einem bunten Multikulti-Gott, in der alle Religionen in Frieden und Harmonie nebeneinander existieren.
In den Schulungs- und Einweihungsräumen finden sich häufig Abbildungen von Jesus, daneben Buddha-Figuren, teilweise lebensgroße goldene Statuen, „heilige Symbole“ aus verschiedenen Götterkulten und auf einem weiteren Altar stehen Räucherstäbchen vor einem Gott des Hinduismus usw.

Damit dieses harmonische und liebevolle Bild der „geistigen Welt“ ja nicht getrübt wird, greift man jedoch nur auf die Inhalte der verschiedenen Religionen zurück, welche in das eigene Konzept passen, dienlich und genehm sind. Aber was ist mit all den anderen elementaren Inhalten derselben Quellen, welche gegen die Praktiken und Theorien der Heilerschulen und Energiearbeiter sprechen?
Diese, für die „geistige Welt“ störenden und unangenehmen Inhalte, werden aus Unwissenheit oder mit Absicht verschwiegen und unter den Teppich gekehrt. Doch in der realen Welt bekämpfen und töten sich die Menschen gerade wegen ihrer unterschiedlichen Glaubensvorstellungen und Religionen – leider.

Während meiner Zeit als Geistheiler war ich Mitglied in der katholischen Kirche. Ernsthafte Gedanken darüber, ob und wie sich ein christlicher Glaube mit den von mir damals praktizierten Geistheilermethoden vereinbaren ließ, hatte ich mir erst gemacht, nachdem ich mich von der Geistheilung getrennt hatte.
Ich habe erkannt, dass sich sehr viele Methoden, Techniken, Rituale, Regeln und Ansichten der Heilerszene mit einem christlichen Glauben **nicht** vereinbaren lassen!

Die Weitergabe von uraltem geheimen Wissen

Viele Heilmethoden, Symbole und Praktiken aus der Heilerszene und der „geistigen Welt“ sollen auf uraltem und geheimem Wissen beruhen. Dieses Wissen muss so alt, geheim und wertvoll sein, dass es nur ganz „besonderen, auserwählten Menschen“ wieder zugänglich gemacht wird. Bemerkenswert finde ich dabei, wenn dieses uralte und geheime Wissen dann mit einem Copyright versehen wird und anschließend in Kursen und Seminaren gegen viel Geld verraten wird. Und damit die Einnahmen auch in Zukunft gesichert bleiben (weil geheim ist es ja dann nicht mehr), wird den Käufern – also den Kursteilnehmern – nicht selten das Folgende gleich mitgegeben:

„Wenn Du Deine Dienstleistungen mit dem geheimen Wissen kostenlos anbietest, dann funktioniert es bei Dir nicht mehr und Du verlierst Deine Fähigkeiten. Gleiches passiert, wenn Du das Wissen ohne Erlaubnis weitergibst oder verrätst. Diese Erlaubnis kannst Du aber selbstverständlich in einem weiteren Kurs gegen Geld erwerben und lizenzieren lassen.“

Das ist ein durchaus interessantes Geschäftsmodell, welches mit den Produkten der Heilerszene und „geistigen Welt“ sogar funktionieren mag. Sobald aber in diesem Zusammenhang mit „göttlichen Energien“ oder „Gott“ geworben wird, sollte man sehr skeptisch werden und sich einfach Mal die folgenden Fragen stellen:

„Lässt sich Gott wirklich für derartige Produkte und Geschäftsmodelle einspannen?“

„Welche Art von Energien müssen in diesen uralten und geheimen Methoden und Wissen enthalten sein, dass sie sich patentieren und gegen Geld verraten und verkaufen lassen?“

„Die geistigen Gesetze" in der Heilerszene

Als Energiearbeiter kommt man so gut wie nicht um die „geistigen Gesetze" herum. Auf den ersten Blick ist nichts Schlechtes daran zu erkennen. Eines der Gesetze hat es aber irgendwie in sich. Es beschreibt ...

„Das Prinzip der Harmonie oder des Ausgleichs"

An vielen Heilerschulen wird gelehrt, dass man seine Dienstleistungen unbedingt in Rechnung stellen muss, um den Empfänger aus seiner Schuld zu entlassen. Schließlich darf der ja nicht unglücklich gemacht werden, weil das wiederum zum eigenen energetischen Nachteil sein könnte. Außerdem müsse auch ein Energiearbeiter von irgendetwas seinen Lebensunterhalt bestreiten können.

Den letzten Satz kann ich durchaus nachvollziehen. Ich finde es völlig legitim, wenn jemand für seinen Zeitaufwand und seine Dienstleistungen bezahlt wird. Dagegen ist nicht das Geringste einzuwenden. Fragwürdig wird es jedoch, wenn diese Dienstleistungen aus Handlungen oder Produkten bestehen, in denen angeblich göttliche Energien weitergegeben werden. Im Prinzip wird dabei Gott verkauft. Das scheint vielen Energiearbeitern durchaus bewusst und vielleicht sogar etwas unangenehm zu sein, denn sie vermeiden Worte wie *Preis*, *Preisliste* oder *Geld*. Stattdessen greifen Sie lieber auf Begriffe wie *„energetischer Ausgleich"* oder *„energetische Wertschätzung"* zurück.

Nachdem bekannt wurde, dass ich für bestimmte Dienstleistungen kein Geld mehr verlangte, bekam ich von einigen Ex-Kollegen unter anderem die folgenden Aussagen zu hören:

„Kostenlos? Das geht ja gar nicht."

„Ich solle an die geistigen Gesetze denken."

„Ich solle achtsam sein, dass ich mir bloß kein Karma aufbaue."

„Ich wüsste doch, dass ich meine Talente verliere, wenn ich meine Dienste kostenlos anbiete."

Wenn das irgendjemand gesagt hätte, wäre mir das irgendwie egal gewesen, aber diese Aussagen stammten von Menschen, deren Meinungen ich einst sehr schätzte und die sich bei ihrer Arbeit auf Jesus beriefen und auch gerne aus der Bibel zitierten.
Man könnte den Unsinn solcher Aussagen ganz schnell mit mehreren Bibelzitaten oder dem Verhalten Jesu selbst widerlegen. Aber allein der logische Menschenverstand sollte dafür schon ausreichen.

Man denke einfach nur an die vielen Menschen, die ehrenamtlich tätig sind. Beispielsweise Ärzte, die in Krisengebieten oder in der dritten Welt kostenlos ihre Hilfe anbieten.
Verlieren die etwa auch Ihre Talente? Ich denke nicht.

Der angebliche Verlust von Talenten ist wohl etwas, was ausschließlich in der „geistigen Welt" existiert.
Was müssen das nur für seltsame Energien und Wesen in der „geistigen Welt" sein, die den Menschen einreden, dass unentgeltliche Hilfsbereitschaft und Nächstenliebe in irgendeiner Weise schädlich sein könnten. Daraus spricht doch eher die Furcht, dass die eigenen finanziellen Einnahmequellen in Frage gestellt werden könnten.

Ein Gott, zu dem jeder Mensch unentgeltlichen Zugang hat – zu ihm, seiner Liebe, Glück und Heilung – scheint in der Heilerszene und in der „geistigen Welt" nicht willkommen zu sein. Solch ein Gott passt da einfach nicht in das finanzielle Konzept.

Gott als Konsumartikel

Bei vielen Heilmethoden lernen die Energiearbeiter, wie sie allerlei „göttliche Energien“ beherrschen, kanalisieren und sich gefügig machen können. In Kursen und durch Einweihungen kann man beispielsweise auch Fähigkeiten erwerben, mit denen man selbst Heilhilfsmittel herstellen kann. Dabei würden Energien von Erzengeln, Christus-Energie usw. in Folien eingeschweißt, in Steine gebannt oder in Fläschchen abgefüllt.

Wem das jedoch zu aufwendig ist, der greift einfach auf die fertigen Produkte zurück, in denen Gott bereits enthalten sein soll. Man muss sich nur entscheiden, ob man die „Ware Gott“ vor Ort in bar bezahlen oder doch lieber über den Versandhandel per Nachnahme oder Vorauskasse inklusive Rückgaberecht bestellen möchte. Das Rückgaberecht ist sehr praktisch, falls der in dem Artikel enthaltene „Gott“ nicht wirken oder defekt sein sollte.

All diese Produkte sind auch sehr einfach in der Anwendung. Kaufen, nutzen und wenn sie nicht mehr gefallen, doch nicht das Richtige sind oder ausgedient haben, kann man sie entsorgen oder zur Seite legen. Man kann jede Heilmethode und jedes Hilfsmittel genau dann anwenden, wenn man es braucht. Geht es einem schlecht, malt man sich schnell ein paar Symbole in die Aura. Fühlt man sich schlapp, sprüht man sich etwas Christus-Energie ins Gesicht oder wie ein Duftspray einfach in den Raum. Man kann sich auch auf eine Heilfolie setzen, in welche „Engelsenergien“ eingeschweißt sind.
Geht es einem wieder gut, können sämtliche Utensilien bis zum nächsten Gebrauch einfach in einer Schublade verstaut werden.
Man kann jederzeit über diese „göttlichen Energien“ nach Belieben bestimmen und herrschen. Schließlich hat man ja dafür bezahlt oder sogar einen Kurs besucht.

Doch spätestens jetzt sollte man sich fragen, ob etwas angeblich „Göttliches“ so einfach zu konsumieren und wie eine Handelsware zu vertreiben ist, ob man sich seine Beziehung zu Gott so einfach und bequem erkaufen kann, ob man Gott nach Gebrauch wirklich so einfach in eine Schublade zurücklegen oder gar entsorgen kann.

Für mich steht fest, dass all diese käuflichen „Energien und Produkte der Heilerszene“ mit Gott nichts zu tun haben.
Durch den Kauf solcher Produkte geben die Menschen ihre eigene Verantwortung für ihr Leben, ihr Handeln, ihre Gesundheit und ihre persönliche Beziehung zu Gott an irgendwelche gekauften Gebrauchsgegenstände und Dekoartikel ab.

Die direkte Beziehung zu Gott ist von einer ganz anderen Qualität! Wer diese einmal gespürt und erlebt hat, braucht keinerlei Hilfsmittel mehr, keine weiteren Einweihungen oder Energieanhebungen, keine weiteren Heilmethoden und auch keine energetischen Heilbehandlungen durch Energiearbeiter oder Geistheiler.

Nebenwirkungen in der Geistheilung

Viele Energiearbeiter vertreten die Ansicht, dass Beschwerden oder Nebenwirkungen durch eine energetische Behandlung ausgeschlossen seien. Sollte es jemandem während oder nach einer Behandlung dennoch schlecht gehen, dann sei das bestenfalls als eine positive Erstverschlimmerung oder als Heilreaktion zu verstehen. Nun, das sind Dinge, die einem auf dem Weg der „geistigen Welt“ durchaus begegnen können.

Auf dem direkten Weg zu Gott gibt es derartige Dinge nicht!

Mit Gott auf einer Stufe

Viele Energiearbeiter arbeiten mit *„ICH BIN"* - Formulierungen. Eine ganz besondere ist: ***„ICH BIN Gott"***.

In einigen Heilerschulen wird den Schülern tatsächlich beigebracht, diese oder sinngemäß ähnliche Formulierungen regelmäßig aufzusagen. Zur weiteren Verinnerlichung steht sie sogar auf manchem Spiegel geschrieben.

In der Heilerszene ist es durchaus logisch und normal, sich mit Gott auf eine Stufe zu stellen. Die genaue Begründung für diese Annahme ist an dieser Stelle gar nicht so relevant. Viel bedeutender ist, dass sich viele Energiearbeiter immer mehr in esoterischen und mystischen Riten, Einweihungen usw. verlieren, um so Gott angeblich noch ähnlicher zu werden. Manche setzen ihre Hoffnung dabei auch auf allerlei Symbole, geistige Helfer, Kristalle und sonstige Hilfsmittel. Sie sind regelrecht abhängig davon und süchtig danach. Ohne Zweifel hat die Vorstellung, „gottähnlich" zu sein und Einfluss auf das Leben nehmen zu können, etwas Faszinierendes an sich.

Würde aber die Annahme zutreffen, dass Gott und sie eins seien, müsste auch Gott wie sie sein und somit ebenfalls auf allerlei Hilfsmittel angewiesen sein. Die obige Formulierung müsste dann korrekterweise wie folgt lauten:

> *„ICH BIN Gott, aber ohne meine Symbole und geistigen Hilfsmittel BIN ICH aufgeschmissen."*

Liebe & Hierarchien in der Heilerszene

In der Heilerszene existieren Hierarchien, die vom einfachen Eingeweihten bis hin zu diversen Meistergraden reichen. Je höher der Grad, je mehr Einweihungen und Energieanhebungen, umso stärker sollen die Energien fließen.
Ich habe oft erlebt, dass Energiearbeiter die Energien, mit denen sie arbeiten, mit Liebe verwechselt haben. Nicht selten verlangen die Menschen, die in der Hierarchie weiter oben stehen, auch mehr Geld für Ihre Dienstleistungen. Scheinbar ist die Liebe am oberen Ende der Hierarchie wertvoller als die am unteren Ende.

Doch wahre Liebe kann man weder durch Rituale herbeiführen noch dosieren oder anheben. Die Liebe Gottes beispielsweise muss man einfach nur zulassen und hat sofort die vollen 100 %.

Fazit

Ich selbst war aus Überzeugung Geistheiler und der Meinung, anderen und mir selbst damit etwas Gutes zu tun. Heute weiß ich aus eigener Erfahrung, dass die Geistheilung und die „geistige Welt" die Menschen von Gott fernhalten und deshalb für die Menschen schädlich sind.

Es gibt den direkten Weg zu Gott und seiner Liebe, der für jeden Menschen als großes, kostenloses Geschenk bereit liegt.

Es gibt den scheinbar bequemeren und unverbindlichen Weg der „geistigen Welt", den man sich erkaufen kann, der aber von Gott wegführt.

Beide Wege führen in unterschiedliche Richtungen. Man kann sich für einen Weg entscheiden. Entweder - Oder.

Beides gleichzeitig geht nicht!

3. Kirche und Religionen

Nach über vier Jahren in der Heilerszene habe ich mich von dieser wieder abgewandt, weil ich Gott in der „geistigen Welt" nicht gefunden hatte. Doch wie sieht es mit der Kirche aus? Aus meinen Erfahrungen heraus, sind für mich Gott und Heilung untrennbar miteinander verbunden. Was steht also in der Bibel über Gott, Jesus und dessen Heilungen? Welche Informationen und Hilfestellungen konnte ich aus den Evangelien erwarten?

Ich war sehr gespannt, ob mir das Lesen der Evangelien Argumente *gegen* einen Kirchenaustritt aufzeigen könnte. Aber anstatt nur einen Grund zu finden, der *gegen* einen Kirchenaustritt sprach, fand ich viele, die *für* einen Austritt sprachen. Und diese Gründe gab mir die Kirche selbst.

Früher (als Kind und Jugendlicher) waren für mich die Bibel, Jesus und die Kirche sehr eng miteinander verbunden. Schlecht über einen Pfarrer oder einen anderen Gottesdiener der katholischen Kirche zu reden, gehörte sich einfach nicht. Selbst dann, wenn es gerechtfertigt erschien. Kritik an der Kirche kam irgendwie einer Kritik an der Bibel und Gott gleich. So empfand ich es jedenfalls. Irgendwie hatte es die Kirche geschafft, sich mit Gott nicht nur auf eine Stufe, sondern sogar über Gott zu stellen.
Dazu ein einfaches Beispiel, wie schon die kleinsten Christen von Kindesbeinen an geprägt werden. Welcher Titel suggeriert einen höheren Stellenwert: „Vater" oder „heiliger Vater"? In dem Gebet „Vater unser" wird Gott mit einem einfachen „Vater" angesprochen, und nur sein Name wird darin geheiligt.

Der Papst jedoch lässt sich als gesamte Person mit „heiliger Vater“ ansprechen und thront zudem auf seinem prunkvollen „heiligen Stuhl“. Außerdem ist er aus der Sicht der Kirche der Stellvertreter Gottes.

Bevor ich mit dem Lesen der Evangelien begann, musste ich zunächst einmal wieder für realistische „Machtverhältnisse“ in meinem Kopf und meinen Gedanken sorgen. Diese sahen wie folgt aus: Die Bibel, Jesus und seine Lehre sah ich von nun an als die Botschaft an, und die Kirche war lediglich der Überbringer dieser Botschaft. Botschaft und Überbringer sind nicht dasselbe. Des Weiteren nahm ich mir vor, der Botschaft mehr Glauben zu schenken als dem Überbringer. Nur hatte das auch einen kleinen Schönheitsfehler. Denn der Überbringer der Botschaft hat höchstpersönlich darüber entschieden, was in der Botschaft stehen darf und was nicht.

Bei meinen Ausführungen geht es nicht darum, irgendetwas beweisen oder widerlegen zu wollen. Für mich sind es einfach nur Fakten, die jeder interessierte Mensch selbst nachlesen und selbst recherchieren kann. Wie jemand diese Fakten für sich selbst bewertet und ob er daraus persönliche Konsequenzen zieht, überlasse ich jedem selbst. Jeder Mensch ist für seinen Glauben selbst verantwortlich.

Da ich als Katholik aufgewachsen bin, geht es bei meinen Betrachtungen in erster Linie um die katholische Kirche. Viele, der von mir angesprochenen Dinge lassen sich jedoch auch auf andere Religionen übertragen oder diese Religionen weisen andere bedenkliche Extreme auf.

Wenn ich von der Kirche schreibe, dann meine ich damit nicht die Gläubigen, die auf der Suche nach Gott sind. Mit Kirche meine ich die Organisation dieser Religion, deren Verhalten, Glaubensvorgaben und deren Anspruch auf die absolute Wahrheit.

Die Bibel – das Wort Gottes?

Um mehr über Gott, Jesus und dessen Heilungen zu erfahren, setzte ich mich intensiv mit der Bibel und den Evangelien auseinander. Bevor ich mir jedoch Gedanken um den Inhalt machte, fragte ich mich zunächst, wie die Bibel wohl entstanden ist.

Wenn in der Kirche aus der Bibel vorgelesen wird, endet die Vorlesung meistens mit den Worten *„Wort des lebendigen Gottes"*. Kann diese Aussage stimmen?
Angenommen, Gott hätte, wie in der Bibel geschildert wird, tatsächlich zu einigen Menschen gesprochen: Wären diese Menschen überhaupt in der Lage gewesen, die Worte Gottes mit ihren eigenen menschlichen Worten wiederzugeben oder gar niederzuschreiben?
Konnten diese auserwählten Menschen überhaupt selbst schreiben?
War es nicht eher so, dass die Erzählungen zunächst mündlich von Generation zu Generation weitergegeben und erst viel später schriftlich festgehalten wurden?
Was sind Ausschmückungen, was ist Original?
Was wurde fehlinterpretiert, beabsichtigt oder unbeabsichtigt verfälscht?
Wie groß ist die Vermischung des Originals mit anderen religiösen Bräuchen und dem Verständnis der damaligen Zeit? Viele christliche Bräuche, Rituale, Feste und Traditionen sind nachweislich heidnischen Ursprungs oder bei diversen Götterkulten abgeschaut.

Bei der Wiedergabe und Weitergabe der Geschehnisse spielen immer die menschlichen Aspekte, die jeweiligen Situationen und die Sichtweisen der „Autoren" eine bedeutende Rolle. Das zeigt sich besonders darin, dass die Schriften der Evangelisten nicht immer übereinstimmen. So gibt es Punkte, die nur von einem

Evangelisten erwähnt werden, und es gibt Punkte, die von mehreren Evangelisten unterschiedlich geschildert werden. Manche scheinen sich sogar zu widersprechen.

Und überhaupt ist die Bibel voller Widersprüche. Deshalb gibt es ja heute noch so viele unterschiedliche Auffassungen, Unstimmigkeiten und Streitereien unter den verschiedenen christlichen Strömungen.
Das war im dritten Jahrhundert n. Chr. offensichtlich nicht anders, so dass der römische Kaiser Konstantin der Große das erste Konzil von Nicäa einberief, um die innerchristlichen Streitigkeiten beilegen zu lassen. Die Christen sollten sich endlich auf einen gemeinsamen Glauben festlegen.
Und man einigte sich und schloss Kompromisse. Gut möglich, dass sich dabei diejenigen durchgesetzt haben, die den größeren Einfluss oder die besseren Argumente (vielleicht auch in Form von Macht und Geld) hatten. Evangelien, Texte und Überlieferungen wurden von Menschen ausgesiebt und Menschen haben entschieden, was richtig und was falsch sei. Ebenso möglich ist es, dass dabei Gott, Jesus und den Evangelisten das eine oder andere Wort im Mund umgedreht, neu hineingelegt oder einfach weggelassen wurde. Das bewusste oder unbewusste Weglassen wichtiger Informationen kann ein gezeichnetes Bild nicht nur verfälschen, sondern unter bestimmten Voraussetzungen einen ganz anderen, bis hin zu einem absolut gegensätzlichen Eindruck beim Betrachter hinterlassen.

Letztendlich wurden nur vier Evangelien in die Bibel aufgenommen. Was gegen die anderen Quellen sprach, wird wohl ein Geheimnis bleiben. Und was ist mit den Schriftstücken und Quellen, die erst viel später gefunden wurden? Wie viele Quellen mag es noch geben, die noch gar nicht gefunden wurden oder längst vernichtet sind?

Auch mögliche Verständnis- oder Übersetzungsfehler sind nicht auszuschließen. Kleinste Fehler oder Missverständnisse können weitreichende Folgen haben. Dazu folgendes Beispiel: In dem Gebet „Vater unser" heißt es an einer Stelle

„... und führe uns nicht in Versuchung ...".

Ich hatte nie wirklich verstanden, warum Gott uns in Versuchung führen sollte. Sollte das nicht die Aufgabe eines ganz anderen sein, die Menschen in Versuchung zu führen? Es gibt Wissenschaftler, die von einem Übersetzungsfehler sprechen.
Es könnte auch so lauten:

„... und führe uns in der Versuchung ..." oder

„... und führe uns an der Versuchung vorbei ..."

Ich bin kein Sprachwissenschaftler und kann nicht beurteilen, welche Übersetzung dem Original gerechter wird. Die letzten beiden Formulierungen würden für mich jedenfalls wesentlich mehr Sinn ergeben.

Als ein weiteres Beispiel möchte ich die 10 Gebote erwähnen, die Moses auf dem Berg Sinai von Gott empfangen haben soll. Diese 10 Gebote dürften ganz offensichtlich als „Worte Gottes" zu interpretieren sein. Doch warum gibt es so viele unterschiedliche Versionen davon? Wenn man davon ausgeht, dass es nur eine Original-Version geben kann, was stellen dann die anderen Versionen dar? Mit welcher Begründung, mit wessen Erlaubnis und zu welchen Zwecken wurden diese „Worte Gottes" durch Menschen mehrfach umgeschrieben? Und wenn derartige Manipulationen in diesem konkreten und leicht nachvollziehbaren Fall geschehen sind, wer kann mir garantieren, dass es nicht auch in anderen Punkten zu Manipulationen des „Wortes Gottes" durch Menschen gekommen ist.

Nochmals zum Verständnis: Es waren Menschen, die ca. 300 Jahre nach dem Tod Jesu darüber entschieden haben, was die Evangelisten über Jesus gesagt haben sollen und was nicht, was die Menschen erfahren dürfen und was nicht. Menschen, die weder Jesus noch einen der Evangelisten jemals persönlich haben reden hören können!

Daraus wurde *„das Wort Gottes"* gemacht und man wundert sich anschließend, dass sich Gott selbst widerspricht. Und dann sucht man krampfhaft nach Erklärungsversuchen, um die Unergründbarkeit Gottes doch irgendwie zu ergründen und eine Antwort auf die angeblichen Widersprüche Gottes zu finden. Das ist dann die Aufgabe der Schriftgelehrten und Theologen.
Mit den Widersprüchen in der Bibel ist es nicht viel anders als mit der Frage, wie Gott Leid oder Kriege zulassen kann. Es ist ja so einfach, Gott alles in die Schuhe zu schieben und dann scheinheilig zu sagen: *„Gottes Wege sind unergründlich."*

Besonders befremdlich empfinde ich es, wenn offensichtlich klare Aussagen Jesu durch die Kirche so uminterpretiert werden, dass man der Argumentation nur noch mit einem Theologiestudium und viel Phantasie folgen kann. Und zum Schluss erhält man genau das Gegenteil von dem, was Jesus gesagt haben soll. Anders ließen sich wohl diverse Lehren und Verhaltensweisen der Kirche, die sich eindeutig gegen die Lehren und Aussagen Jesu richten, nicht rechtfertigen. Beispiele dazu finden Sie weiter hinten.

Ob nun jemand die Bibel als „das Wort Gottes" ansieht oder nicht, bleibt jedem selbst überlassen. Es ist eben eine reine Glaubenssache.

Nach diesen Überlegungen war ich sehr gespannt, was genau in den Evangelien steht. Als erstes entschied ich mich für das Evangelium nach Lukas. Soweit ich mich erinnern kann, hatte

ich noch nie ein Evangelium so selbständig, geschweige denn vollständig und mit solch einem großen Interesse gelesen. Schließlich ging es um meine religiöse Zukunft. Ich stellte mich darauf ein, dass ich nicht alles einfach so hinnehmen würde, nur weil es in der Bibel steht. Ich wollte die Evangelien sehr kritisch und aus einer neutralen Perspektive lesen. So, als ob ich noch nie etwas mit der Kirche zu tun gehabt hätte und noch nie etwas von der Bibel gehört hätte.
Ich war sehr überrascht, wie aktuell dieses und auch die anderen Evangelien sind. Vieles, wovor Jesus persönlich vor ca. 2.000 Jahren gewarnt und wovon er sich abgewandt haben soll, trifft heute voll und ganz auf die Kirchen zu – und zwar nicht nur auf die katholische Kirche.

Hier nun alle Widersprüche und Ungereimtheiten zwischen der Lehre Jesu und dem Verhalten der Kirche über Jahrhunderte hinweg und auch heutzutage aufzuführen, würde den Rahmen dieses Buches sprengen. Aus diesem Grunde begrenze ich meine Ausführungen auf die Punkte, die aus meiner Sicht besonders auffällig und nachvollziehbar sind.
Ich verzichte bewusst auf die Angabe von Bibelstellen. Wer sich näher dafür interessiert, möge bitte selbst lesen und sich seine eigene Meinung bilden. Es ist sehr vorteilhaft, ein Evangelium vollständig und nicht nur bruchstückhaft in Form von vereinzelten Zitaten zu lesen. Erst dadurch konnte ich das gesamte Ausmaß der Widersprüche zwischen der Lehre Jesu und dem Verhalten der Kirche erkennen.

Wer war Jesus?

Über die Evangelien habe ich folgendes Bild von Jesus und dem Glauben erhalten, den er und die Evangelisten vermittelt haben sollen[1]:

Jesus soll gut gewesen sein.

Jesus soll gegen das Töten und generell gegen Gewalt gewesen sein. Auch Gewalt aus Notwehr soll er abgelehnt haben. Eines der 10 Gebote Gottes verbietet ebenfalls das Töten.

Menschen die zu Jesus kamen, sollen geheilt worden sein und Jesus soll gesagt haben, dass nicht er, sondern ihr Glaube sie geheilt habe.

Bei dem Sendungsauftrag an seine Jünger soll Jesus gesagt haben, dass sie losziehen sollten, das Wort verkünden und heilen sollten. Sie sollten kein Geld mitnehmen und die Orte, an denen sie nicht willkommen wären, einfach wieder verlassen.

Für Jesus sollen alle Menschen Kinder Gottes gewesen sein, bzw. könnten es werden, wenn sie an Gott glaubten. Die Menschen soll er Brüder und Schwestern genannt haben und wollte offensichtlich nicht, dass sich einzelne über andere erheben.

Das wichtigste und erste Gebot soll für Jesus die Liebe zu Gott gewesen sein. Als zweitwichtigstes soll die Nächstenliebe gestanden haben. Mehr Gesetze bräuchte es nicht.

---

[1] Aufgrund der zuvor geschilderten Punkte schreibe ich bewusst im Konjunktiv.

> Jesus soll den Menschen vermittelt haben, dass sie sich direkt an Gott wenden können und sollen. Dafür soll Jesus den Menschen unter anderem das „Vater unser" gegeben haben.
>
> Wenn Menschen Jesus gefragt haben sollen, was sie tun müssten, um ihm zu folgen, soll er gesagt haben, dass sie ihr Hab und Gut verkaufen und ihr Geld den Armen geben sollten. Dann sollten sie ihm folgen.
>
> Jesus soll generell keinen Wert auf Geld, Prunk und Äußerlichkeiten gelegt haben.
>
> Die Menschen sollen Gottes Tempel sein.
> Das Reich Gottes soll in den Menschen sein und der Geist Gottes in den Menschen wohnen.

Dies sind ein paar Kernaussagen, die ich auch so in vielen Gottesdiensten schon gehört hatte.

Eigentlich war das für mich nichts Neues. Doch dieses Mal las ich die Texte aus einer ganz anderen Perspektive. Was die Kirche ihren Mitgliedern predigt und von ihnen erwartet, wenn sie mit erhobenem Finger auf die Bibel verweist, habe ich ja über viele Jahre hinweg selbst erlebt. Aber wird die Kirche ihren eigenen Ansprüchen gerecht? Wie viel Wahrheit ist in den kritischen Aussagen enthalten, dass die Kirche Wasser predigen aber selbst Wein trinken würde?

Um das herauszufinden, las ich nun auch im katholischen Katechismus. Da ich keinen zur Hand hatte, bediente ich mich der Online-Version des Vatikans auf folgender Internetseite:
www.vatican.va/archive/DEU0035/__P1.HTM

Ich verglich einige Kernaussagen und Verhaltensweisen der Kirche mit den obigen Kernaussagen der Evangelien.

Der katholische Katechismus

Die Nachfolge Christi

Aus den Evangelien:

Bei dem Sendungsauftrag an seine Jünger soll Jesus gesagt haben, dass sie losziehen sollten, das Wort verkünden und heilen sollten. Sie sollten kein Geld mitnehmen und die Orte, an denen sie nicht willkommen wären, einfach wieder verlassen.

Die Sichtweise der Kirche:

Die katholische Kirche behauptet von sich, dass sie die einzig wahre Nachfolgerschaft Christi und von Gott gesandt sei. Diese Auffassung unterstreicht die katholische Kirche in ihrem Katechismus wie folgt:

Auszug aus dem Katechismus der Katholischen Kirche von 1997. (Quelle: www.vatican.va/archive/DEU0035/__P2E.HTM)

„ *Absatz 3 DIE EINE, HEILIGE, KATHOLISCHE UND APOSTOLISCHE KIRCHE*

812 Einzig der Glaube vermag zu erkennen, daß die Kirche diese Eigenschaften von ihrem göttlichen Ursprung her besitzt. Deren geschichtliche Auswirkungen sind jedoch Zeichen, die auch klar die menschliche Vernunft ansprechen. Wie das Erste Vatikanische Konzil sagt, ist die Kirche „wegen ihrer wunderbaren Ausbreitung, außerordentlichen Heiligkeit und unerschöpflichen Fruchtbarkeit an allem Guten, wegen ihrer katholischen Einheit und unbesiegten Beständigkeit ein mächtiger und fortdauernder Beweggrund der Glaubwürdigkeit und ein unwiderlegbares Zeugnis ihrer göttlichen Sendung."
(DS 3013). "

Die Umsetzung durch die Kirche:

Die angebliche „unwiderlegbare göttliche Sendung" der Kirche beinhaltete unter anderem: Kreuzzüge, Eroberungen, Enteignungen, Ausbeutungen, Inquisition, Hexenverbrennungen usw.

Kritische Anmerkung:

Nun gut, die oben erwähnten Fakten liegen schon einige Zeit zurück, wodurch sie aber nicht besser werden. Es gibt aber auch aktuellere Skandale wie beispielsweise den sexuellen Missbrauch von Kindern in der Kirche und deren Aufarbeitung, die Skandale in der Vatikanbank oder die Aussagen von Papst Franziskus, dass es in der Kirche Seilschaften und diverse Lobbys gäbe. Nur weil all diese Dinge innerhalb kurzer Zeit der Öffentlichkeit bekannt wurden, bedeutet das nicht, dass sie einfach so von heute auf morgen da waren. Viel wahrscheinlicher dürfte doch sein, dass auch diese Dinge eine gewisse Tradition und Beständigkeit innerhalb der Kirche haben.

Als selbsternannte, einzige und rechtmäßige Nachfolgerschaft Jesu, hatte ich erwartet, dass es die Kirche mit dem Sendungsauftrag Jesu etwas ernster und genauer nimmt. In Wahrheit handelt sie jedoch sehr oft genau gegen den Auftrag Jesu und als Krönung umschreibt die Kirche ihr Verhalten insgesamt mit Begriffen wie *„wunderbarer Ausbreitung, Glaubwürdigkeit und göttlicher Sendung"*.

Auch die übliche Ausrede *„Ja, das war früher vielleicht so. Aber heute ..."* kann diesen Sachverhalt nicht entkräften. Für kirchliche Verhältnisse sind das ganz aktuelle Ansichten. Obiger Text stammt von **1997**! In der Kirche scheint das Erinnerungsvermögen an die eigenen zahlreichen Verfehlungen sehr flüchtig zu sein. Vielleicht leidet die Kirche auch einfach nur unter einer Art Größenwahn bzw. Selbstverherrlichung und nimmt dadurch gar nicht wahr, was bei ihr alles schief gelaufen ist und auch heute noch schief läuft.

Die Kirche, die „makellose Braut Christi“

An einer anderer Stelle des Katechismus (Nr. 796 und 808) vereinnahmt die Kirche Jesus erneut für sich. Sie nennt sich selbst die „makellose Braut Christi“.

Kritische Anmerkung:

Es gibt ein Sprichwort, nachdem sich Gegensätze anziehen. Die Lehre Jesu und die Verhaltensweise seiner angeblichen Braut (Kirche) könnten gegensätzlicher nicht sein. Daraus aber eine Ehe herbeizureden, scheint mir doch sehr gewagt zu sein.
Der vermeintliche Brautvater – also Gott – hätte in seiner Weisheit doch bestimmt Dinge wie die Inquisition usw. vorausgesehen und seinem Sohn eine Ehe mit solch einer Braut untersagt.

Ich persönlich kann mir nicht vorstellen, dass sich Gott und Jesus der Sichtweise der Braut (Kirche) anschließen und in den zahlreichen Gräueltaten der Kirche ebenfalls keinen Makel erkennen würden.

Das Töten von Menschen

Aus den Evangelien:

Jesus soll gegen das Töten und generell gegen Gewalt gewesen sein. Auch Gewalt aus Notwehr soll er abgelehnt haben. Eines der 10 Gebote Gottes verbietet ebenfalls das Töten.

Die Sichtweise der Kirche:

In Nr. 2263 bis 2267 und 2309 des katholischen Katechismus ist beschrieben, unter welchen Bedingungen die katholische Kirche das Töten und Kriege erlaubt. Sie schließt auch die Todesstrafe nicht aus.

Kritische Anmerkung:

Die Argumentation der Kirche könnte aus menschlicher Sicht durchaus nachvollziehbar sein. Doch wenn man den Anspruch der katholischen Kirche berücksichtigt, dass der Papst der Stellvertreter Gottes sei, stellt sich die Sache so dar:

Gott und Jesus untersagen das Töten.
Der selbsternannte „Stellvertreter Gottes“ erlaubt das Töten. Die Kirche knüpft es zwar an bestimmte Voraussetzungen, aber dennoch stellt sie sich definitiv gegen bzw. über das Gesetz Gottes und die Aussage Jesu.

Im vorherigen Punkt sprach ich bereits die Kreuzzüge, Eroberungen, Inquisition, Hexenverbrennungen usw. an.

Für wie viele Morde die Kirche seit ihrem Bestehen direkt oder indirekt verantwortlich ist und wie viele Menschen im Namen Gottes sterben mussten, ist nicht genau belegbar. Die Schätzungen reichen von einigen Tausend bis zu über 100 Millionen, je nach Sichtweise, Definition und Interpretation.

Dogmen und Kirchengesetze

Aus den Evangelien:

Das wichtigste und erste Gebot soll für Jesus die Liebe zu Gott gewesen sein. Als zweitwichtigstes soll die Nächstenliebe gestanden haben. Mehr Gesetze bräuchte es nicht.

Die Sichtweise der Kirche:

In den offiziellen Lehrwerken und Dogmensammlungen der römisch-katholischen Kirche sind die Spielregeln klar und deutlich formuliert.

Zig Punkte sind in der folgenden Form durch die Kirche verfasst und niedergeschrieben worden und somit für die Gläubigen geltendes Gesetz:

„Niemand soll es wagen, ...“

„Wer nicht glaubt, dass ... der sei ausgeschlossen.“

„Wer sagt, dass ... der sei ausgeschlossen.“

„... der sei ausgeschlossen“ ist dabei eine eher harmlos klingende deutsche Übersetzung. Das Original *„anathema sit“* bedeutet so viel wie *„Der sei ewig verdammt“* oder *„Der sei verflucht“*.

Aus Sicht der Kirche gibt es nur 100 %-ige Katholiken. Trifft auf einen Katholiken nur ein einziger Regel- bzw. Glaubensverstoß zu, ist er draußen und wird von der Kirche als ausgeschlossen angesehen. Und ein ausgeschlossener Katholik hat dann auch keinen Zugang mehr zu Gott, weil es Gott – laut der katholischen Kirche – nur bei ihr gibt.

Kritische Anmerkung:

Die Kirche beruft sich auf Jesus, für den ein einziges Gesetz ausreichte: Das Gesetz der Liebe.

Die katholische Kirche dagegen hat hunderte Gesetze und droht den Menschen damit. Wer sich erlaubt, eine eigene Meinung zu haben, die von der offiziellen katholischen Meinung abweicht, wird ausgeschlossen, verdammt und verflucht. Sie scheint tatsächlich zu glauben, dass sie aufgrund ihrer selbst erfundenen Gesetze Gott befehlen kann, bei wem er sein darf und bei wem nicht.

Darin kann ich weder etwas Liebevolles noch eine Nachfolgerschaft Christi erkennen. Damit zeigt die Kirche für mich nur einmal mehr, wie weit sie von ihrem angeblichen Vorbild Jesus entfernt ist.

Für jeden Katholiken könnte es durchaus sinnvoll sein, sich einmal etwas näher mit seinem Glauben und dem „Kleingedruckten" der katholischen Kirche (dem Katechismus) zu befassen.
Mit meinen persönlichen Ansichten habe ich mich wohl bereits vor vielen Jahren selbst aus der katholischen Kirche ausgeschlossen. Nur war ich mir dessen nicht bewusst. Und somit habe ich über Jahre hinweg auch unnötigerweise Kirchensteuern bezahlt

Der Tempel als Marktplatz

Die Sichtweise Jesu und der Kirche:

Auszug aus dem katholischen Katechismus.
(Quelle: http://www.vatican.va/archive/DEU0035/__P1U.HTM)

„ *584 Jesus steigt zum Tempel hinauf als dem vorzüglichen Ort der Begegnung mit Gott. Der Tempel ist für ihn die Wohnung seines Vaters, ein Haus des Gebetes, und er empört sich darüber, daß dessen Vorhof zu einem Marktplatz gemacht wird [Vgl. Mt 21,13..]. Aus eifernder Liebe zu seinem Vater vertreibt er die Händler aus dem Tempel: „Macht das Haus meines Vaters nicht zu einer Markthalle! Seine Jünger erinnerten sich an das Wort der Schrift: ‚Der Eifer für dein Haus verzehrt mich' (Ps 69,10)" (Joh 2,16-17). Nach seiner Auferstehung behielten die Apostel eine ehrerbietige Haltung zum Tempel bei [Vgl. z.B. Apg 2,46; 3,1; 5,20.21.].* "

In diesem Punkt wiederholt die Kirche die Sichtweise Jesu und scheint ihm damit nicht widersprechen zu wollen. Doch warum hebt die Kirche das so hervor, sieht ihre Umsetzung doch ganz anders aus.

Die Umsetzung durch die Kirche:

Dem Petersdom kann man gegen Geld auf die Kuppel steigen. Dafür sollen außerhalb der Messen keine Möglichkeiten bestehen, sich zum Gebet hinzusetzen. Im Vorhof dieses „Tempels“ gibt es allerlei Andenken, Briefmarken und Vatikanmünzen zu kaufen. Zig Millionen Euro sollen die Eintrittsgelder und der Souvenirhandel im Vorhof des Petersdoms pro Jahr einbringen.

Und auch außerhalb des Vatikans sieht es nicht besser aus. Die Kirche setzt sich u.a. dafür ein, dass der Sonntag geheiligt und die Geschäfte geschlossen bleiben. Generell eine gute Idee. Warum geht die Kirche dann nicht mit gutem Beispiel voran?
Potenzial dafür wäre da. Man denke nur an die zahlreichen Klöster, die wohl sonntags ihren umsatzstärksten Tag mit Starkbier, Schweinshaxen, Gärtnereiartikeln und vielem mehr haben. Von der Geschäftemacherei mit den Pilgerorten ganz zu schweigen.

Kritische Anmerkung:

Der Glaube und das Gebet der Besucher scheinen mir da doch sehr in den Hintergrund gerückt zu sein und das Geld und die Einnahmen im Vordergrund zu stehen.

Möglicherweise haben noch die Apostel dem Tempel gegenüber eine ehrerbietige Haltung beibehalten. Bei der heutigen Kirche und insbesondere im Vatikan kann ich diese Haltung nicht erkennen.

Kirche und Geld

Aus den Evangelien:

Wenn Menschen Jesus gefragt haben sollen, was sie tun müssten, um ihm zu folgen, soll er gesagt haben, dass sie ihr Hab und Gut verkaufen und ihr Geld den Armen geben sollten. Dann sollten sie ihm folgen.

Die Umsetzung durch die Kirche:

Schätzungen zufolge, soll der Vatikan ein Vermögen zwischen 2 und 12 Milliarden Euro besitzen. In 2013 sollen die Kirchensteuern allein in Deutschland ein Rekordhoch von über 5,2 Milliarden Euro betragen haben.
Anfang 2013 sperrte die italienische Zentralbank den gesamten Kreditkartenverkehr und alle Geldautomaten im Vatikan. Die Begründung lautete, dass der Kirchenstaat die internationalen Vorschriften gegen die Geldwäschegesetze ignoriere.

Kritische Anmerkung:

Unabhängig davon, wie die Kirche zu ihrem Reichtum gekommen ist, obige Tatsachen scheinen mit den Lehren und dem Wesen Jesu nicht vereinbar zu sein. Und dennoch nennt sich der Papst der Stellvertreter Christi.
Nach seinem Amtsantritt 2013 verkündete Papst Franziskus, dass er sich eine arme Kirche für die Armen wünsche. Wie dieses Ziel erreichbar ist, steht in den Evangelien. Bleibt abzuwarten, ob er sich mit seiner Sichtweise durchsetzen kann oder es nur bei einem frommen Wunsch bleibt.
Aus meiner Sicht hat die Kirche vieles wieder gutzumachen. An den finanziellen Mittel dürfte es ihr jedenfalls kaum mangeln – wohl eher an Anstand und Moral. Als eine mögliche Anregung seien hier die Entschädigungen von Missbrauchsopfern und die kompromisslose Übernahme der Therapiekosten genannt.

Was wäre, wenn ... ?

Nach dem Lesen der Evangelien überlegte ich mir, was wäre, wenn Jesus heute wiederkommen würde. Davon geht die Kirche ja fest aus. Wie könnte dieser Tag aussehen?

Würde Jesus nach Rom zum Papst gehen und zu ihm sagen:

„Heiliger Vater, ich bin wieder da. Du musst mich nicht mehr vertreten. Danke, dass Du mir den heiligen Stuhl freigehalten und so tapfer verteidigt hast."

Würde Jesus überhaupt Platz nehmen wollen auf dem „heiligen Stuhl" in Rom?

Rechtlich gesehen könnte die Vatikan-Bank, Firmen, Aktien, unzählige Immobilien, also das gesamte Vermögen der Kirche dann ihm – Jesus – gehören. Was würde er damit anfangen?
Wie würde Jesus wohl die Bankgeschäfte fortführen?

Was würde Jesus dazu sagen, wenn sich die einfachen Priester und Gläubigen vor den Kardinälen und Bischöfen niederknien und deren goldenen Ringe küssen? Würde sich Jesus, so wie die Päpste es getan haben, auch einen goldenen Ring anfertigen lassen?

Was würde Jesus sagen, wenn man ihn fragen würde, ob es rechtens ist, dass die Kirche Steuern von ihren Gläubigen verlangt? Vielleicht würde er sich eine Münze aus dem Vatikan geben lassen und fragen, wessen Abbild darauf zu sehen ist und dann antworten: *„So gebt dem Papst, was dem Papst ist, und Gott, was Gott ist!"*

Wenn Jesus seit damals seine Meinung nicht geändert haben sollte, dann stehen alle Antworten auf diese und viele weitere Fragen zu diesem Szenario in den Evangelien.

Nehmen Sie sich ein beliebiges Evangelium und ersetzen Sie beim Lesen in Gedanken *Schriftgelehrte* durch *Bischof*, *Rabbi* durch *Pfarrer*, *Synagoge und Tempel* durch *Kirche*. Mir ist das beim Lesen ganz automatisch so passiert, und ich habe gestaunt, wie toppaktuell die Evangelien sind.

Das Amt des Papstes

Der Papst ist das Oberhaupt der katholischen Kirche. Er sollte wissen, was in seiner Organisation passiert. Aus meiner Sicht ist er voll und ganz für das Geschehen in seinem Unternehmen verantwortlich und haftbar.

Wenn der Papst wirklich etwas im Vatikan zu sagen hätte und es auch wollte, dann könnte er ein deutlich vernehmbares Machtwort sprechen und sehr schnell für Ordnung und Klarheit sorgen. Ansatzpunkte gäbe es genügend. Und ich denke, dass die Gläubigen und Kirchensteuerzahler schon ein Anrecht darauf hätten zu erfahren, was beispielsweise an den Vorwürfen der Geldwäsche, an der „Schwulen-Lobby" und an dem tatsächlichen Umfang der Missbrauchsfälle und vielen anderen Dingen mehr dran ist.
Da es diesbezüglich aber sehr ruhig ist, könnte man durchaus zu folgenden Schlüssen kommen: Entweder versucht die Kirche unangenehme Dinge auszusitzen, oder die Macht des Papstes innerhalb seiner Kirche wird völlig überschätzt.

Möglicherweise ist der Papst nur eine Marionette und andere ziehen in Wahrheit die Fäden. Diese Argumentation habe ich auch schon von Christen gehört, die auf diese Weise den Papst in Schutz nehmen wollten. Doch was würde solch eine Macht-

losigkeit des Papstes bedeuten, wenn man sich den angeblichen Anspruch dieses Amtes wieder in Erinnerung ruft – nämlich dem, dass der Papst der Stellvertreter Christi sein soll?
Wäre Christus dann auch machtlos und nichts weiter als eine Marionette der katholischen Kirche?

Das Leid in der Kirche

Das Gefühl, welches mir die Kirche zu den Themen Gesundheit, Krankheit und Leid vermittelt hat, kann ich wie folgt beschreiben:

- Bezüglich der Gesundheit zu Lebzeiten wird in der Kirche Resignation gepredigt. Das Leid gehöre zum Leben dazu.
- Die Christen sollen das von Gott gegebene Leid dankbar annehmen und tragen.
- Das Leiden gibt dem Leben und dem Glauben an Gott erst einen Sinn.
- Erst das Leiden ermöglicht es den Menschen zu erfahren, wie groß Gottes Liebe sein muss, dass er seinen Sohn für unsere Sünden hat am Kreuz sterben lassen.
- Das Leid ist von Gott gewollt und eine Strafe dafür, dass wir sündig sind.
- Die Erlösung kommt erst nach dem Tod, zu dem dann der Pfarrer zur letzten Ölung herbeigeeilt kommt. Vorher ist er hilf- und machtlos.
- Auf das wirkliche Heil vertröstet die Kirche ihre Gläubigen auf die Zeit nach dem Tod.

Was muss das für ein Glaube sein, der sich durch Leid rechtfertigt?

Was muss das für ein Gott sein, der will, dass wir leiden, um zu ihm zu finden?

Auf dem Leidensweg werden den Christen Maria und viele Heilige zur Unterstützung zur Seite gestellt. Alleine ist man scheinbar zu schwach. Ich sehe das weniger als Unterstützung, sondern eher als Ablenkung an. So kommt man nicht so schnell auf die Idee, sich direkt an Gott zu wenden.
Aber möglicherweise wartet ja Gott darauf, dass sich die Menschen direkt an ihn wenden. Und wenn er ihnen dann auch noch helfen würde – hier und jetzt, in diesem Leben? Wenn das ginge, dann bräuchte man ja die Kirche nicht mehr. Das muss für die Kirche eine wahre Horrorvorstellung sein. Da ist es aus Sicht der Kirche doch wirtschaftlicher, den Menschen einzureden, dass Gott gar nicht so hilfsbereit ist, dass er die Menschen zu Lebzeiten nicht heilen möchte und sie stattdessen mit Leid und Krankheiten beschenkt.

Die nachfolgenden Auszüge von Inschriften an verschiedenen Mariengrotten fassen das alles ganz gut zusammen:

...

Oh Maria, hilf Du mir mein Leid zu tragen,
das der Heiland mir geschenkt hat.

...

Ach, hilf Du das Kreuz mir tragen,
das mein Heiland mir gesandt.

...

Dann trag ich zulieb dem Heiland alle Leiden freudig gern.

...

Dieser Glaube, den die Kirche mir lange Zeit eingeredet hat, steht für mich persönlich in krassem Widerspruch zu dem Glauben, den Jesus den Menschen vermittelt haben soll.

Jesus und das Heilen

In meiner Praxis habe ich gesehen, wie die Menschen umgehend Heilung erfahren haben, wenn sie sich ohne Umwege über Jesus, Maria, Engel oder Heilige direkt an Gott wandten. Das war ein Auslöser dafür, weshalb ich mich so intensiv mit den Evangelien und den Heilungen bei Jesus beschäftigt habe.

Beim Lesen der Evangelien hatte ich den Eindruck, dass für Jesus das Heilen und die Verkündigung des Wortes eng miteinander verbunden waren. Jesus überzeugte die Menschen offensichtlich durch das Heilen. Dadurch wurden die Menschen wohl auf ihn aufmerksam und kamen so zum Glauben an Gott. Sollten die Aussagen Jesu stimmen, dass nicht er, sondern allein ihr Glaube den Menschen geholfen und sie geheilt habe, müssen die Heilungen von den Menschen selbst ausgegangen sein, sobald sie sich Gott zuwandten.

Der Glaube, den Jesus vermittelt haben soll, bescherte den Menschen offensichtlich sofort – *zu ihren Lebzeiten* – Gesundheit und Heilung. Ich würde das als einen Glauben der Freude und für die Lebenden beschreiben. Und das Gute daran ist:

Dieser Glaube funktioniert tatsächlich! Auch heute noch.

Der Glaube, den die Kirche hingegen vermittelt, rechtfertigt sich durch die Existenz des Leids und durch die Erlösung *nach dem Tod*. Der Glaube der Kirche scheint mir doch eher ein Glaube des Leidens und für die Toten zu sein.

Widersprüchlicher können diese beiden Glaubensauffassungen nicht sein. Warum drängt sich mir immer wieder der Verdacht auf, dass die Kirche gar kein Interesse daran hat, dass sich die Menschen direkt an Gott wenden und dabei sogar Heilung erfahren?

Arme Maria

Ich komme nochmals auf die Inschrift an einer Mariengrotte zurück:

„*Oh Maria, hilf Du mir mein Leid zu tragen, das der Heiland mir geschenkt hat.*“

Was sollte Maria mit meinem Leiden und dem Leiden Milliarden anderer Menschen zu tun haben?
Was hat es mit der Marienverehrung überhaupt auf sich?
Im Internet habe ich viele interessante und aufschlussreiche Ausführungen zu diesem Thema gefunden. Eine Aussage lautet, dass Maria 431 n. Chr. durch die Kirche per Dogma zur Gottesgebärerin ernannt wurde. Jedoch nur, um anschließend damit beweisen zu können, dass Jesus Gott ist. In erster Linie soll es also gar nicht um Maria selbst gegangen sein. Ob das wirklich stimmt, kann ich nicht beurteilen. Was ich jedoch weiß, ist, dass ich nirgends in der Bibel nachlesen konnte, dass Jesus jemals etwas gesagt haben soll wie:

„*Wendet euch mit eurem Leid an meine Mutter. Überhäuft sie mit eurem Jammern und Klagen. Und wenn ihr nur laut und lange genug gejammert und geklagt habt, macht sie bestimmt einen Termin für euch bei mir oder meinem Vater aus.*“

Auch sonst habe ich keine Textstelle finden können, in der Jesus seiner Mutter eine besondere Aufgabe zugesprochen hätte. Dafür soll Jesus aber immer wieder die Menschen aufgefordert haben, sich **direkt an Gott**, an den Vater im Himmel – wie Jesus ihn nannte – zu wenden.

Nicht an die Mutter von Jesus!
Und auch nicht an irgendwelche Heiligen!

Sünde und Beichte

Auch in diesem, für viele Christen sehr wichtigen Punkt, unterscheiden sich die Auffassungen der Kirche sehr deutlich von dem, was Jesus gesagt haben soll.
Laut der Kirche kann nur ein Pfarrer oder Priester einen Menschen von seinen Sünden freisprechen.
Laut den Evangelien zeigte Jesus den Menschen allerdings einen ganz anderen Weg auf. Die Menschen sollten sich direkt untereinander entschuldigen und gegenseitig vergeben. Dafür schickte Jesus die Menschen auch nicht zu einer unbeteiligten dritten Person, wie beispielsweise einem Priester. Auch in dem „Vater unser" gibt es einen Bezug zur Vergebung von Schuld, die ebenfalls ohne einen Priester auskommt.

Des Weiteren besteht nach christlichem Verständnis die Sünde in der willentlichen Abkehr des Menschen von Gott. Die Lösung wäre demnach sehr einfach:

Der Mensch wendet sich aus freiem Willen Gott wieder direkt zu.

Diese Umkehr kann niemand anderes für mich herbeiführen oder erzwingen. Das kann nur ich selbst für mich alleine entscheiden und tun. Dazu brauche ich weder einen Priester noch irgendwelche besonderen Riten.

Verantwortung für den eigenen Glauben übernehmen

Als ich mit anderen Christen über meine kritischen Gedanken der Kirche gegenüber sprach, hörte ich den folgenden Satz:

„Ich weiß ja auch, dass die Kirche viel Leid und Elend verbreitet hat und auch heute nicht alles in Ordnung ist. Aber es ist ja nicht alles schlecht in der Kirche."

Was würde diese Aussage für mich persönlich bedeuten? Durch den zweiten Satz würde ich die Taten der Kirche im ersten Satz billigend in Kauf nehmen. Dann stellt sich mir jedoch die Frage, inwieweit ich dann durch diese Billigung eine Mitverantwortung für die schlechten Taten von früher und heute selbst tragen würde? Die volle Verantwortung, denke ich!

Glaube bedeutet für mich, dass ich zu 100 % hinter einer Sache stehe. Entweder glaube ich an etwas oder eben nicht. Ich kann nicht nur ein wenig oder zur Hälfte an etwas glauben.

Wenn ich in der katholischen Kirche an Gott glauben möchte, muss ich auch an die Kirche glauben und alles, was sie sagt und tut, hinnehmen und abnicken. Selbst dann, wenn sie dabei Dinge tut, die im krassen Gegensatz zur Lehre Jesu stehen oder mit meinen Vorstellungen von Moral und Gerechtigkeit nicht vereinbar sind. In gewisser Weise schreibt die Kirche damit den Menschen vor, was und wie sie zu denken haben.

Das wird in dem Glaubensbekenntnis ganz deutlich:

„Ich glaube an Gott ...
Ich glaube an die heilige katholische Kirche ..."

Ich persönlich kann nicht gleichzeitig an zwei Dinge glauben, die sich in wesentlichen Punkten unterscheiden und widersprechen! Damit meine ich die Lehre Jesu auf der einen Seite und das Verhalten und die Handlungen der Kirche auf der anderen Seite.

Bereits viele Jahre vor meinem Kirchenaustritt, hatte ich das Glaubensbekenntnis nicht mehr vollständig aufsagen können. Die Passage „... *Ich glaube an die heilige katholische Kirche* ... " hatte ich ausgelassen. Und damit das nicht so aufgefallen ist, tat ich immer so, als müsste ich husten oder gähnen. Bei einem Blick in die Runde schienen auch andere Kirchgänger an dieser Stelle eine kleine nachdenkliche Pause einzulegen.

Mein persönliches Glaubensbekenntnis lautet so:

„Ich glaube an Gott!" – Punkt.

Und spätestens damit habe ich mich selbst aus der katholischen Kirche ausgeschlossen.

Es ist nicht einfach, Dinge und Strukturen, in die man hineingeboren wurde und mit denen man aufgewachsen ist, kritisch zu hinterfragen. Viele Merkwürdigkeiten der katholischen Kirche sind mir erst richtig bewusst geworden, nachdem ich aus der Kirche ausgetreten war und die Zusammenhänge aus einer gewissen Distanz betrachten konnte.

Vor meinem Kirchenaustritt stellte ich mir auch die Frage, ob ich mich selbst für die katholische Kirche entschieden hätte, wenn ich die Wahl gehabt hätte.
Die Antwort war ein eindeutiges NEIN.
Aus meiner Sicht gab es viele andere Angebote, die mir seriöser als das katholische Angebot erschienen. Doch auch diese Angebote sind für mich keine Alternative. Meine Entscheidung fiel nicht zugunsten irgendeiner anderen Religion.

Ich habe mich ausschließlich für Gott und den direkten Weg zu Gott entschieden, der frei von Umwegen, weltlichen Machtinteressen, Intrigen und sonstigen Hindernissen ist.

Die guten Seiten der Kirche

Nach meinen bisherigen Überlegungen hatte ich noch keinen einzigen Punkt gefunden, der mich von einem Kirchenaustritt hätte abhalten könnte. Irgendetwas Gutes muss doch an der Kirche zu finden sein. In einigen Gesprächen wurden mir als Argumente die christlichen Werte, die moralischen und die sozialen Aspekte genannt. Wie sieht es also damit aus?

Christliche Werte und Moral

Nach dem, was ich auf den vorausgegangenen Seiten beschrieben habe, ist dieser Punkt relativ schnell abgehandelt. Die Kirche predigt ihren Mitgliedern zwar Moral, Anstand und christliche Werte, nimmt es aber selbst nicht sehr genau damit.
Alle guten Verhaltensweisen, die Jesus den Menschen gepredigt haben soll, wurden früher oder später von der Kirche gebrochen. Und nach wie vor werden selbst größte Verfehlungen durch die Kirchen kleingeredet, verharmlost, vertuscht oder gedeckt.

Um einen Lebensstil zu führen, der ethischen Richtlinien entspricht, muss ich keiner Religion angehören.

Der soziale Aspekt

Die nachfolgenden Punkte beziehen sich auf die Gegebenheiten in Deutschland. Die deutschen Kirchen behaupten unter anderem, dass ohne sie Kindergärten und Krankenhäuser sofort geschlossen werden müssten. Stimmt das wirklich?

Im Internet gibt es zahlreiche Seiten, die sich mit den staatlichen Leistungen an die Kirchen sehr genau auseinandersetzen. Detailliert und mit Quellenangaben werden die unterschiedlichsten Posten aufgeführt.

Schätzungen zufolge sollen die Kirchen allenfalls fünf Prozent ihres wohltätigen Engagements aus eigenen Mitteln bezahlen. Selbst die kirchliche Entwicklungshilfe soll zu zwei Dritteln vom Staat bezahlt werden.
Es soll sogar Krankenhäuser geben, bei denen die Kirche als Träger außen draufsteht, die Angestellten nach kirchlichen Tarifen beschäftigt werden, aber die Kosten zu 100 % von der öffentlichen Hand getragen werden. Und die medizinischen Behandlungen werden ja sowieso von den Krankenkassen bezahlt. Für kirchliche Kindergärten würde die öffentliche Hand im Durchschnitt ebenfalls zu mehr als 90 % aufkommen.

Des Weiteren ist die Kirche von diversen Steuern befreit und entzieht sich damit ihrer sozialen Verantwortung der Gemeinschaft gegenüber. Als „Ausgleich" dazu lässt sie sich aber die Gehälter ihrer Bischöfe von jedem einzelnen deutschen Steuerzahler bezahlen. Unabhängig davon, ob Kirchenmitglied oder nicht.

Wenn obige Zahlen stimmen, zahlt der Steuerzahler über 90 % der Kosten und die Kirche tut so, als würde ohne sie alles sofort zusammenbrechen. Das finde ich doch sehr scheinheilig.

Anscheinend könnte auch der Staat durch die strikte Trennung von Staat und Kirche jährlich nicht nur etliche Milliarden an Euros einsparen, sondern auch sehr viel mehr Steuern einnehmen. Geld, das kontrolliert und überprüfbar allen Menschen in dem Sozialstaat Deutschland zugutekäme und nicht nur den Kirchen.

Wer mehr darüber wissen möchte, braucht im Internet nur danach zu suchen. Generell würde ich es befürworten, dass die Politik und die Kirche endlich mit offenen Karten spielen und für die so viel zitierte und dringend benötigte „Transparenz" sorgen. Damit wäre man auch nicht mehr auf Schätzungen und Vermutungen angewiesen.

Die feierlichen Zeremonien und Feste

Für einige Menschen scheinen die feierlichen Zeremonien und Feste in der Kirche tatsächlich ein Grund oder teilweise sogar der einzige Grund zu sein, nicht aus der Kirche auszutreten.
Aber so etwas sind aus meiner Sicht nur Äußerlichkeiten, die mit dem Glauben an Gott gar nicht viel zu tun haben.

Abgesehen davon gibt es mittlerweile zahlreiche Ex-Pfarrer und Ex-Priester, die sich auf diesen Bereich spezialisiert haben. Auf feierliche Reden, Zeremonien und schöne Kleider muss wirklich niemand verzichten.
Ich stellte mir eher die folgende Frage:

Möchte ich den Segen einer Kirche, die gemordet hat, die Kinderschänder deckt und Aufklärungsarbeit in die Länge zieht, die mit Geldwäsche und der Mafia in Verbindung gebracht wird, die offensichtlich gegen die Lehren Jesu handelt?

Vielleicht ist Gott ja gar nicht in solch einer Kirche zu finden.
Wenn dem so sei, wo finde ich Gott dann?

In den Evangelien hatte ich gelesen, dass die Menschen Gottes Tempel sein sollen, dass das Reich Gottes in den Menschen sei und der Geist Gottes in den Menschen und nicht in Kirchen aus Stein wohnen würde.
Das könnten doch genügend Argumente für eine bewusste Zeremonie außerhalb der Kirche mit der gleichzeitigen Gewissheit sein, dass Gott wirklich mit dabei ist.

Eine ganz besondere Zeremonie in der katholischen Kirche ist die heilige Kommunion. Ich ging früher zwar zur Kommunion, weil es die anderen auch taten, aber irgendwie hatte ich nicht das Gefühl, dass es mir etwas Besonderes geben würde.
Irgendwann ging ich nicht mehr bei jedem Gottesdienstbesuch zur Kommunion. Wozu auch?

Wenn es stimmen sollte, dass der Geist Gottes in mir wohnt, muss ich meinen Gott doch nicht zusätzlich zu mir nehmen, um ihm nahe zu sein. Welchen Sinn hätte das?

Kirchliche Beerdigung

Warum nur wird der Beerdigung eine so große Bedeutung beigemessen?
Der Betroffene, also derjenige, der beerdigt wird, kann an seinem soeben abgelaufenen Leben eh nichts mehr ändern. Ebenso wenig können die Hinterbliebenen mit ihren Gebeten oder ein Priester mit jeder noch so geschönten Grabesrede ein eventuelles Fehlverhalten zu Lebzeiten des Verstorbenen korrigieren oder rückgängig machen.

Auf der Suche nach Gott habe ich für mich erkannt, dass ich mich Gott immer und überall direkt anvertrauen kann und er für mich da ist – schon jetzt in diesem Leben. Ich muss nicht erst sterben, um mit ihm in Kontakt zu kommen. Dieses Gefühl ist unbeschreiblich schön. So muss ich mir über den Tod auch keine Gedanken machen oder mich fürchten.
Ich kann bestens auf alles verzichten, was sich in meine direkte Beziehung zu Gott einmischen will oder glaubt, meine Beziehung zu Gott regeln und gegen Geld (z.B. Kirchensteuer) verwalten zu müssen. Das gilt auch für meine Beerdigung.

Des Weiteren zählt aus meiner Sicht einzig und alleine das Verhalten des Menschen zu seinen Lebzeiten. Sollte Gott tatsächlich die Menschen nach ihrem Tod beurteilen, kann ich mir nicht vorstellen, dass er dabei Bonuspunkte wegen einer bestimmten Religionszugehörigkeit vergeben würde. Aber das sind nur meine persönlichen Überlegungen.
Was nach dem Tod wirklich passiert, wird für die Menschen wohl immer ein Geheimnis bleiben.

Bezüglich der Zeremonie gilt dasselbe wie im vorherigen Punkt. In der heutigen Zeit wird jeder Mensch ordentlich beerdigt. Niemand muss mehr befürchten, dass er als Nichtchrist außerhalb eines Friedhofes am Wegesrand vergraben wird.

Die Gemeinschaft

Je nachdem, wie stark man sich in der Kirche selbst engagiert hat, könnten sich mit einem Kirchenaustritt folgende Fragen ergeben:

Kann ich mich da noch blicken lassen?

Werden mich die anderen zukünftig meiden, weil ich nicht mehr zu ihrer Religion gehören will?

Bin ich jetzt aus dieser Gemeinschaft ausgeschlossen?

Aus meinen geschilderten Erlebnissen und Erfahrungen pflegt und verbreitet die Gemeinschaft der Kirche ein Gedankengut, welches den direkten Zugang zu Gott und zur Gesundheit verhindert. In der Gemeinschaft der Kirche muss ich mein Leid erdulden und bis in den Tod ertragen. Wende ich mich jedoch direkt an Gott, kann ich es zusammen mit all meinen Sorgen und Problemen sofort ablegen. Das ist meine Erfahrung.
Die entscheidende Frage für mich ist letztendlich die, was mir wichtiger ist. Meine direkte Beziehung zu Gott oder der Verlust einer Gemeinschaft, die mich von Gott fernhält?

Wem Gemeinschaften und der Kontakt mit anderen Menschen wichtig sind, dem bietet sich eine Vielzahl an Alternativen wie Wandervereine, Sportvereine, Tierzuchtvereine, Modellbauvereine, nichtkirchliche Gesangsvereine, … .
Sicherlich lassen sich in solchen Gemeinschaften auch Menschen finden, mit denen man sich sehr gut über Gott und die Welt unterhalten kann. Die vielen Menschen, die bereits aus der Kirche ausgetreten sind, haben sich ja nicht einfach in Luft aufgelöst.

Ein Glaube ohne Religion

Ist ein Glaube an Gott ohne Religion möglich?
JA, das ist möglich und aus meiner Sicht auch erstrebenswert!

Christentum, Judentum, und der Islam haben als gemeinsame Grundlage das Alte Testament und somit einen gemeinsamen Gott. Eines der Gebote dieses gemeinsamen Gottes lautet *„Du sollst nicht töten"*. Und wie wurde und wird es umgesetzt?

Wurde und wird im Namen Gottes getötet oder doch eher im Namen der Religionen? Könnte Gott wirklich wollen, dass sich die Menschen seinetwegen töten? Oder stecken da doch eher menschliche und weltliche Machtinteressen dahinter, die sich mit einem Deckmantel mit der Aufschrift „Religion" tarnen?
Ich denke, dass Letzteres der Fall ist.

Ich sage damit nicht pauschal, dass alle Christen, Juden und Moslems Gotteskrieger und Mörder sind. Mich wundert es nur, dass es auf allen Seiten so viel Hass, so viele Streitereien und Tote gab und gibt und sich dennoch ihre Religionen auf einen gemeinsamen Gott berufen, der gesagt haben soll: *„Du sollst nicht töten."*
Irgendwie passt das nicht zusammen.

Ist Gott überhaupt noch der Mittelpunkt oder haben die Menschen ihre eigenen Glaubensregeln, ihre Propheten und ihre Religionen nicht schon längst über Gott gestellt?
Gerade durch diese Religionsgemeinschaften werden Grenzen zwischen Menschen hochgezogen und Andersdenkende ausgeschlossen. Manche würden die Grenzen gerne wieder abbauen und sich für andere Gemeinschaften öffnen. Andere wiederum möchten die Grenzen festigen und bis aufs Blut verteidigen oder

gar ausweiten – das sind dann die Fanatiker, die es auf vielen Seiten gibt und vor denen sich dann alle fürchten.

Wie schön könnte es doch sein, wenn sich die Menschen wieder „nur“ auf Gott besinnen würden. Damit meine ich nicht eine gemeinsame Religion, sondern gar keine Religion.

Ich glaube, dass Gott für alle Menschen da ist und unabhängig ist von Religionen, menschlichen Regeln, Gesetzen und weltlichen Machtstrukturen.

Keine Menschen, keine Gruppierungen und keine Religionen können Gott für sich alleine beanspruchen und ihn für sich exklusiv vereinnahmen.

Niemand hat ein Patent oder ein alleiniges Vermarktungsrecht für Gott.

Nicht über eine bestimmte Religion gelangt der Mensch zu Gott, sondern einzig und alleine über sein Herz.

Gott braucht keine Gebäude. Seine Tempel sind die Herzen der Menschen. Solche Aussagen finden sich unter anderem auch in der Bibel, auf die sich gerade verschiedene Religionen berufen.

Der Glaube nur an Gott ist gut.

Ich denke, dass Menschen, die „nur“ an Gott glauben, andere Menschen weder unterdrücken, ausgrenzen oder gar umbringen können. Solche Menschen sind über ihre Herzen mit Gott und somit auch untereinander verbunden.

Austritt aus der Kirche

Ich hatte mir viele Gedanken über die Argumente für und gegen einen möglichen Kirchenaustritt und dessen Folgen gemacht. Das Schlimmste dabei war für mich, dass ich viele der Kritikpunkte schon sehr lange Zeit kannte. Ich wollte es mir nur nicht eingestehen, dass ich mich über so lange Zeit von der Kirche in die Irre habe führen lassen.

Vielleicht war ich bisher auch einfach nur zu bequem und zu ängstlich gewesen, um einen Kirchenaustritt ernsthaft in Erwägung zu ziehen. Ich machte mir mehr Gedanken darüber, was die anderen wohl dazu sagen und was sie über mich reden könnten. Doch als ich diese Bedenken zur Seite schob und meine direkte Beziehung zu Gott in den Vordergrund stellte, wurde es für mich sehr leicht.

Ich konnte es mir einfach nicht mehr leisten, auf solche Bedenken Rücksicht zu nehmen. Schließlich ging es um nichts Geringeres als um Gott und um mich, um meine direkte Beziehung zu Gott, um meine Gesundheit – körperlich, seelisch und geistig. Außerdem fand ich kein einziges Argument, das für einen Verbleib in der Kirche gesprochen hätte. Auf der einen Seite war es schon etwas erschreckend, auf der anderen Seite erleichterte es mir, eine eindeutige und zweifelsfreie Entscheidung zu treffen.

Mein Austritt aus der Kirche war für mich ein sehr bedeutender Schritt. Es hatte auch einige Zeit gedauert, bis ich anderen davon erzählte. Dazu gab es aber keinen Grund. Die erwarteten großen Diskussionen blieben einfach aus. Ich musste mich kein einziges Mal vor anderen rechtfertigen. Möglicherweise kann das auch daran liegen, dass sich dann die anderen selbst mit sich und ihrem eigenen Glauben hätten auseinandersetzen müssen.

Hier einige Reaktionen, die mich doch erstaunten:

„Respekt. Ich traue mich noch nicht.“

„Kann ich verstehen.“

„Das ist ja interessant. Ich bin auch ausgetreten, habe es aber noch niemandem gesagt.“

„Das würde ich am liebsten auch tun. Aber dann hinge bei uns der Haussegen schief.“

Es kamen wenige Fragen nach dem Warum. Und die „schärfste Kritik“ hörte sich etwa so an:

„Jeder muss wissen, was er tut.“

Dem kann ich nur zustimmen: Jeder muss das für sich selbst entscheiden.

Die Trennung von der Kirche habe ich als sehr befreiend und als große Erleichterung empfunden. Je weiter mein Kirchenaustritt zurücklag, umso stärker wurde meine direkte Beziehung zu Gott. Heute kann ich mit voller Überzeugung, aus tiefstem Herzen und mit Freude sagen, dass ich an Gott glaube. Als Kirchenmitglied war mir dieses Gefühl über 40 lange Jahre völlig unbekannt.

Auf mich trifft die nachfolgende Aussage daher voll und ganz zu:

„Die Kirche hat mich von Gott ferngehalten.“

An meinen sozialen Kontakten hat sich durch den Kirchenaustritt nichts verändert. Ich fühle mich weder verstoßen noch als Abtrünniger gebrandmarkt. Die Freunde sind nach wie vor dieselben.
Vielleicht liegt es auch einfach nur daran, dass es für die anderen gar nicht so wichtig ist, wie ich meinen Glauben lebe, ob ich in die Kirche gehe oder nicht.

4. Erfahrungen und Anregungen

Nachdem ich mich von der Geistheilung, der Esoterik und der Kirche getrennt hatte, machte ich mir eine Zeit lang Gedanken darüber, wie ich meine Erfahrungen und Erkenntnisse auf dem direkten Weg zu Gott zusammenfassen und weitergeben könnte. Mehrfach wurde ich gefragt, ob ich nicht eine Art Anleitung schreiben möchte, wie man die Ursachen für bestimmte Beschwerden leichter erkennen und beseitigen sowie bestimmte Zusammenhänge einfacher erkennen kann. Doch damit alleine wäre es nicht getan.

Ebenso wichtig, wie das Erkennen von Ursachen, ist die eigene Einstellung dazu, ob man mögliche Erkenntnisse überhaupt in die Tat umsetzen und selbst aktiv werden möchte?
Und mit dem „Aktiv werden" können neue Erkenntnisse, Sichtweisen oder Fragen auftreten, die von jedem Einzelnen ganz unterschiedlich wahrgenommen werden. Was für den einen ganz logisch oder banal erscheinen mag, kann für eine andere Person eine wahre Herausforderung darstellen oder auch schon die Lösung eines ihrer ganz großen Probleme sein.

Weiterhin ist der direkte Weg zu Gott nichts Technisches oder Wissenschaftliches. Er führt über das Herz, die Liebe und das Vertrauen.

Aus diesem Grunde habe ich mich für eine Art Berichterstattung über die Erlebnisse auf meinem Weg entschieden. Erlebnisse, die mich in der Liebe zu Gott, in das Vertrauen zu ihm und in das Vertrauen in die eigenen Möglichkeiten und Fähigkeiten bestärkt haben.

Sehen Sie meine Ausführungen daher weniger als eine verbindliche Anleitung, sondern eher als Anregung zum Nachdenken an, und achten und hören Sie dabei stets auf Ihr eigenes Gefühl.

Woher stammen die Erkenntnisse?

Bei meinen Erkenntnissen, Tipps und Hilfestellungen handelt es sich nicht um angelesenes Wissen oder Informationen, die mir auf irgendeine mystische Art und Weise zugetragen wurden. Sie waren nicht plötzlich da.
Vielmehr machte ich mir Gedanken darüber, ob das, was ich bisher als Geistheiler machte, nicht auch anders, besser und einfacher funktionieren könnte. Ich begann zu experimentieren und für mich völlig neue Lösungsansätze zu erarbeiten. Ich war bereit, alles zu hinterfragen und mich ggf. auch von alten Glaubenssätzen zu trennen – was mir dann auch sehr leicht gefallen ist. Das lag wohl daran, dass die neuen Erkenntnisse so überwältigend und überzeugend waren.

Auf viele Zusammenhänge sind wir in unserer Familie erst durch das aktive Angehen eigener Probleme gekommen. Wenn körperliche Probleme auftraten, versuchten wir als Erstes, die Ursachen herauszufinden, um diese dann zu beheben.

Die Ursachen unterteilten wir dabei von Anfang an in unterschiedliche Bereiche. Ein Bereich beinhaltet rein *„körperliche Ursachen"*. Dazu zählen ganz normale Reaktionen auf äußere Einflüsse, wie zu wenig getrunken, sich verrenkt oder verhoben, etwas Falsches gegessen zu haben und ähnliche Dinge. Meistens können wir *„körperliche Ursachen"* für diverse Beschwerden ausschließen. Ein weiterer Bereich beinhaltet *„energetische*

Ursachen", die sich wiederum in *„eigene energetische Ursachen*" oder *„fremde energetische Ursachen*" unterteilen lassen.

Zu den *„eigenen energetischen Ursachen*" können Dinge zählen wie: Ängste (zum Beispiel Prüfungsangst), Streit, den man selbst verursacht hat, ein schlechtes Gewissen, Beziehungsprobleme, Eifersucht, Neid, Wut, Stress usw.
Die Ursachen, die auf *„Fremdenergie bzw. fremde energetische Ursachen*" zurückzuführen sind, decken ein ganz breites Spektrum ab. Sie können etwas mit dem Arbeitsplatz (z.B. Mobbing), falschen Glaubenssätzen, anderen Menschen und vielem mehr zu tun haben.
Sollte eine Ursache auf andere Menschen zurückzuführen sein, kann man wiederum zwischen lebenden und bereits verstorbenen Menschen unterscheiden. Letzteres mag sich auf den ersten Blick etwas erschreckend anhören, ist aber schnell erklärt.
Stichwort: Trauer um einen geliebten verstorbenen Menschen und das Thema „Loslassen können".

Recht häufig kommt es vor, dass Menschen Krankheiten und Probleme von den Eltern, den Großeltern oder anderen nahestehenden Menschen übernommen haben. Es kann ganz schnell gehen, dass man sich bewusst oder unbewusst Probleme anderer zu seinen eigenen macht. Glücklicherweise kann man sich davon aber auch genauso schnell wieder lösen (mehr dazu später).

Nach und nach war für uns das Herausfinden der Ursachen fast zur Routine geworden. Manchmal ging es schnell, manchmal war es etwas aufwendiger. War eine Ursache aber erst gefunden, konnte sie sehr einfach und zügig behoben werden. Oft war auch das gar nicht mehr nötig, weil das bloße Erkennen der Zusammenhänge ausreichte, um die Beschwerden unverzüglich verschwinden zu lassen.

Unterstützung durch Dritte

Wenn wir neue Erkenntnisse erlangt hatten, wollte ich natürlich wissen, ob diese auch bei anderen zum Erfolg führen würden. Und erstaunlicherweise wandten sich spätestens am nächsten Tag Menschen mit den „passenden" Problemen an mich, an denen ich unsere neuen Erkenntnisse ausprobieren konnte. Fast immer führten sie sehr schnell zum Erfolg. Es gab allerdings auch Fälle, in denen meine zuvor angestellten Überlegungen nicht wie erwartet funktionierten. Die Lösungsansätze gingen zwar in die richtige Richtung, waren aber noch viel zu kompliziert. In den Gesprächen mit den Hilfesuchenden fanden sich dann jedoch stets noch viel einfachere Lösungen.

In meinen Gesprächen achte ich darauf, dass ich den Menschen keine fertigen Lösungen vorgebe oder ihnen meine Meinungen und Ansichten aufzwänge. Für mich ist es wichtig, dass sie sich die entscheidenden Fragen selbst stellen und selbst beantworten. Nur so kann jeder seinen eigenen Weg finden und ihn aus eigener Überzeugung heraus gehen. Niemand soll etwas tun, nur weil es ihm ein anderer so vorgegeben hat.

Für die dabei erforderliche Sicherheit ist der nachfolgende Punkt von besonderer Bedeutung.

Alle Seiten beleuchten

Es gibt Antworten auf Fragen, die absolut einleuchtend sind und man weiß sofort, dass sie richtig sind. Es gibt aber auch Situationen, da sind die Antworten auf den ersten Blick nicht so eindeutig oder scheinen sich teilweise sogar zu widersprechen. In solchen Fällen hatte ich mir angewöhnt, das betreffende Thema mit weiteren „Kontrollfragen" von möglichst vielen Seiten zu beleuchten.

Hierzu ein kleines Beispiel:

Meine persönliche Antwort auf die Frage, ob Reiki gut für mich ist, lautet eindeutig NEIN. Das bedeutet aber nicht zwangsweise, dass Reiki auch schlecht für mich ist. Bekäme ich auf die Frage, ob Reiki schlecht für mich ist, ebenfalls ein NEIN, würde das bedeuten, dass es weder gut noch schlecht für mich ist – also doch eher: bedeutungslos.

Und was auf mich zutrifft, muss nicht automatisch in gleicher Weise für andere gelten. Also fragte ich in diese Richtung weiter. Zum Beispiel, ob es gut/schlecht für die Menschen ist, wenn sie selbst aktiv mit Reiki arbeiten oder sich lediglich mit Reiki behandeln lassen – ganz gleich von wem.

Aufgrund meiner geschilderten Erlebnisse aus dem ersten Kapitel dieses Buches versuchte ich, auch weitere Zusammenhänge zu hinterfragen. Etwa, ob Reiki etwas mit Gott zu tun hat, ob Reiki die Menschen zu Gott hinführt oder von ihm wegführt und ob das alles auch auf andere energetische Heilmethoden übertragbar ist.

Diese und sehr viele weitere Fragen beschäftigten mich nicht nur einmal, sondern über einen längeren Zeitraum hinweg.
Jeder, der das Gefühl hat, dass diese Fragen auch für ihn von Bedeutung sind, möchte sich diese bitte selbst stellen und selbst für sich beantworten.

Meine Entscheidungen, meine gesamten Geistheilerunterlagen zu vernichten, mich von der Geistheilung zu trennen, meine Praxis zu schließen und aus der Kirche auszutreten, waren sehr lange und sehr genau überlegt. Schließlich wollte ich meiner Sache ganz sicher sein. Und als ich mir 100 %-ig sicher war, habe ich die erforderlichen Schritte konsequent umgesetzt.

Mit diesem Buch arbeiten

Wenn Sie mit Hilfe dieses Buches intensiver an sich arbeiten möchten und auf ein Thema stoßen, das Sie besonders anspricht und wichtig für Sie ist, gehen Sie bitte wie folgt vor:

Hinterfragen Sie jede einzelne meiner Aussagen.

Gehen Sie nicht davon aus, dass die Antworten, die ich auf meine Fragen erhalten habe, auch für Sie gültig sein müssen.

Dasselbe gilt auch für die beispielhaft angeführten Klientengespräche.

Gerne können Sie die Fragen in diesem Buch für sich übernehmen oder sie formulieren diese auf Ihre jeweilige Situation um.

Stellen Sie sich auf jeden Fall Ihre eigenen Fragen selbst (auch wenn sie denselben Wortlaut haben sollten)**, und erhalten Sie Ihre eigenen Antworten darauf.**

Eigene Fragen zu stellen und **eigene Antworten** zu erhalten, ist von entscheidender Bedeutung. Ein und dieselbe Frage kann bei zwei verschiedenen Personen – beispielsweise aufgrund unterschiedlicher Erfahrungen und Vorstellungen zu einem Thema – zu ganz unterschiedlichen Antworten führen und dennoch für beide richtig sein.

Und besonders wichtig ist: **Stellen Sie Ihre Fragen stets ganz bewusst.** Trauen Sie sich und sprechen Sie Ihre Fragen laut aus!

Wer sich nicht traut, eine Frage laut auszusprechen, wird auch keine richtige Antwort erhalten. Viele Menschen kennen bereits die Antwort, bzw. die Ursache für eines ihrer Probleme.
Dennoch, oder gerade deswegen, tun sie sich schwer damit, die Frage laut auszusprechen. Sie haben Angst vor der Antwort und wollen sie einfach nicht hören.

Aber genau diese Angst kann die Ursache für das Problem sein. Allein mit dem lauten Aussprechen der Frage wird diese Angst überwunden, die Ursache behoben und das Problem kann sich ganz schnell auflösen.

Manchmal ist es auch nur pure Bequemlichkeit, die einem am Aussprechen einer bestimmten Frage hindert. Insbesondere dann, wenn die Antwort bedeuten würde, dass man etwas aktiv in seinem Leben ändern müsste. Dann lieber doch nichts fragen, anstatt eine Antwort zu erhalten, die einen aus der eigenen Bequemlichkeit herausholen könnte. Wenn man eine Frage nicht stellt, dann muss man sich für unliebsame Antworten auch keine Ausreden ausdenken, sich nicht selbst belügen, drücken oder herumdrucksen.

Der Verstand mag zwar in der Lage sein, unangenehme Themen recht gut verdrängen zu können, aber das Herz, der Bauch oder die Seele können das nicht. Ganz im Gegenteil. Wenn etwas nicht stimmt, machen sich der Körper und die Seele sehr schnell und sehr deutlich bemerkbar, sei es beispielsweise durch Herzschmerzen, Bauchweh oder Depressionen.

Einfaches Ignorieren oder Aussitzen funktioniert nicht.
Also gehen Sie die Sache an. Je eher, umso besser.

Fragen stellen und Antworten erhalten

Die Antworten auf alle möglichen Fragen zur eigenen Person liegen in uns selbst. Das eigene Herz, das Unterbewusstsein, die innere Stimme, das Bauchgefühl oder wie auch immer man es umschreiben möchte, kennt die Antworten sehr genau.

Oft ist man im Nachhinein viel schlauer und sagt dann Dinge wie:

„Hätte ich mal auf meinen Bauch gehört.“ oder

„Ich habe es doch gewusst. Ich hatte von Anfang an so ein komisches Gefühl.“

Es gibt diverse Techniken und Hilfsmittel, mit denen man die Antworten „sichtbar“ machen kann. In meiner Heilerausbildung hatte ich beispielsweise den Umgang mit Messstäben, Pendeln und anderen energetischen Techniken gelernt und auch eine Zeit lang angewandt. Der große Nachteil dieser Techniken und Hilfsmittel ist, dass nicht jeder Mensch auf Anhieb mit ihnen zurechtkommt und sie bei einigen gar nicht zu funktionieren scheinen. Anfangs hatte ich selbst erhebliche Probleme im Umgang mit den Messstäben und Pendeln.

Weiterhin besteht die Gefahr, dass man sich von den Techniken und Hilfsmitteln abhängig macht. Schnell kann es passieren, dass man seine eigene Verantwortung beispielsweise an das Pendeln abgibt und schlicht und einfach vergisst, dass es auch noch so etwas wie einen eigenen Willen und einen eigenen Verstand gibt, den man durchaus nutzen sollte. Aus diesen Gründen werde ich in meinem Buch auf technische Hilfsmittel wie Pendel, Ruten oder Messstäbe nicht näher eingehen. Es ist auch gar nicht so schwer, in sich selbst hineinzuhorchen, um die Antworten zu erkennen oder die Gefühle richtig einzuordnen.

Um das wieder zu lernen, braucht es nur etwas Ruhe und vor allem Zeit für sich selbst. Natürlich sollten auch der nötige Wille und die Bereitschaft nicht fehlen, nötigenfalls etwas an seinem Leben aktiv zu ändern.

Hier ein einfacher Tipp, wie man sich mit seinen eigenen Fähigkeiten wieder vertraut machen kann:

Stellen Sie sich zunächst ganz einfache Fragen über sich selbst, zu denen Sie die Antworten kennen und die sich mit einem einfachen JA oder NEIN beantworten lassen.
Mögliche Fragen könnten sein:

„Ist Rauchen gut für mich?“ *„Bin ich eine Frau?“*

„Ist Alkohol gut für mich?“ *„Bin ich ein Mann?“*

Konzentrieren Sie sich auf eine Frage und stellen Sie diese laut. Beobachten Sie, wie Ihr Körper, ihr Herz oder Ihr Bauch auf die jeweilige Frage reagieren, und bringen Sie das in Bezug zu den Antworten.

Wie fühlen Sie sich, wenn Sie sich Ihre Fragen stellen?
Leicht oder bedrückt? Glücklich oder traurig?
Schnürt es Ihnen den Hals zu oder können Sie tief durchatmen?
Welches Gefühl breitet sich in Ihrem Bauch oder Ihrem Herz aus?
Zieht die Frage Sie an oder stößt die Frage Sie ab?

Wenn es Ihnen hilft und es Ihnen möglich ist, stellen Sie sich ganz entspannt, locker und gerade hin. Achten Sie auf Ihren Körper, wenn Sie sich eine Frage stellen. Häufig kippen die Personen bei einem JA nach vorne – die Frage oder der Gedanke zieht sie regelrecht an. Bei einem NEIN kippen sie nach hinten – die Frage oder der Gedanke stößt sie ab.

Üben und experimentieren Sie und trainieren Sie Ihre Wahrnehmungsfähigkeit. Wenn Sie wieder gelernt haben, Ihrem Herzen und Ihrem Bauchgefühl zu vertrauen, erhalten Sie auch ganz schnell sehr ausführliche Antworten, die weit über ein einfaches JA oder NEIN hinausgehen können.
In den Gesprächen mit anderen Menschen stelle ich immer wieder fest, dass sie sich sehr umfangreiche Antworten selbst geben und niemanden brauchen, der für sie die Fragen oder Antworten „erarbeiten" muss.

Die Antworten kommen dabei auf ganz unterschiedliche Weisen: als Gefühle, als Gedanken, als Bilder oder Ideen, die einem plötzlich in den Kopf kommen. Oder man weiß es einfach.

Sich selbst zuhören

Ein weiterer Tipp ist das „Sich selbst zuhören". Außenstehenden fällt es bei anderen immer leichter, bestimmte Zusammenhänge zu erkennen und gute Ratschläge zu geben. Wenn es jedoch um die eigene Person geht, fallen einem häufig die offensichtlichsten Dinge nicht auf.

Achten Sie darauf, was Ihnen Ihr Herz und Ihr Bauchgefühl zu sagen haben. Fangen Sie an, und sprechen Sie Ihre Fragen **und** die daraus resultierenden Gedanken, Gefühle und Antworten laut aus. Das können Sie für sich ganz alleine machen. Niemand muss Ihnen dabei zuhören. Sollten Ihre Gedanken dabei in eine ganz andere Richtung gehen, sprechen Sie auch diese laut aus. Möglicherweise führen Sie genau diese Gedanken zur Lösung Ihres Problems.

Als Hilfe und Unterstützung können Sie Ihre Gedanken mit einem MP3-Player, einem Diktiergerät, einem Handy oder einem anderen geeigneten Gerät aufzeichnen. Etwas später hören Sie sich an, was Sie sich selbst zu sagen haben. Sie können das gleich im Anschluss oder erst einige Stunden oder Tage später machen. So haben sie einen gewissen Abstand und können Ihre Gedanken, ähnlich wie ein Außenstehender, leichter wahrnehmen, ordnen und beurteilen.

Als Alternative können Sie sich auch schriftliche Notizen zu Ihren Problemen, Fragen und den Antworten machen. Verwenden Sie für jedes einzelne Thema einen eigenen Zettel. Themen, die erledigt sind, haken Sie einfach ab und werfen den Zettel dann weg. Wenn Sie nicht sofort eine Lösung finden, nehmen Sie sich den noch nicht erledigten Zettel zu einem späteren Zeitpunkt erneut vor. Sie werden erstaunt sein, wie viele Dinge sich scheinbar wie von selbst in Wohlgefallen auflösen. Oft reicht es nämlich aus, dass man ein Problem lediglich als ein solches erkannt hat und bereit war, sich mit diesem auseinanderzusetzen.

Kann jede Krankheit geheilt werden?

Wenn ich in die Überlegung, ob alle Krankheiten geheilt werden können, Gott mit einbeziehe, dann ist für mich die Antwort auf diese Frage ein ganz eindeutiges JA.

Ja ich glaube daran, dass sich mit Gottes Hilfe alle Probleme lösen lassen – auch dann, wenn ich es selbst noch nicht geschafft habe, oft vor neuen Herausforderungen stehe und mein Glaube immer wieder aufs Neue – mal mehr, mal weniger – auf die Probe gestellt wird.

Ein Klient sagte einmal zu mir: *„Natürlich glaube ich daran, dass Gott die Macht hat, alles und jeden zu heilen. ABER ich habe einen Freund, der wird wohl für immer seine körperlichen Beschwerden behalten."*

Ich fragte ihn, wo denn der Grund für diese Einschränkung läge, der dieses „ABER" rechtfertigen würde:

Etwa bei Gott? Was macht seinen Freund so besonders, dass seiner Meinung nach die Macht Gottes ausgerechnet bei seinem Freund nicht ausreichen würde?

Bei seinem Freund? Möglicherweise möchte dieser ja gar nicht geheilt werden.

Bei ihm selbst? Vielleicht gönnt er ihm ganz unbewusst keine Heilung oder wäre neidisch. Warum sollte gerade bei dem Freund ein größeres Wunder geschehen als bei ihm selbst?

Es ließen sich noch weitere Gründe für dieses und viele andere „ABER" anführen. Falls Sie ebenfalls ein persönliches „ABER" haben, versuchen Sie, es ersatzlos zu streichen. Damit Heilung geschehen kann, ist ein Glaube „ohne Wenn und Aber" sehr hilfreich.

Allein der feste Glaube, dass man mit Gottes Hilfe alle Leiden heilen kann, ist an sich schon sehr heilsam. Er nimmt den Menschen das Ohnmachtsgefühl, Krankheiten hilflos ausgeliefert zu sein, Leiden hinnehmen und erdulden zu müssen.

Bisher ist jedes Mal, wenn ein Hilfesuchender zu mir kam und ich ihm erklärte, dass er sich **direkt** an Gott wenden möge, eine Heilung geschehen. Mal verschwanden mehrere kleine Beschwerden, mal waren es sehr große Beschwerden.
Erstaunlicherweise lösten sich dabei auch Symptome auf, die ganz offensichtlich auf das eigene Fehlverhalten zurückzuführen waren. Dadurch erkennen die Menschen, dass es tatsächlich möglich ist, etwas an jeder noch so misslichen Situation ändern zu können – ganz gleich, wodurch man in diese hineingeraten ist.

In einigen Fällen mag es vielleicht sogar ganz gut sein, wenn nicht alles auf einmal gelöst wird. Denn oftmals müssen die Menschen den Zusammenhang ihrer direkten Ausrichtung nach Gott und den Heilungen erst realisieren und begreifen.
Die kleineren Erfolge sind sozusagen die ersten zaghaften Schritte auf dem direkten Weg zu Gott, dem noch viele selbstsichere Schritte folgen können. Denn so, wie ich es verstehe, ist die Ausrichtung nach Gott keine einmalige Angelegenheit.

„Gott hier bin ich. Mach mal für mich.... Jetzt ist alles wieder gut und ich kann weitermachen wie bisher.“ – so einfach scheint es nicht zu funktionieren.

Was würde es denn auch für einen Sinn machen, wenn Probleme, die ich mir durch mein Verhalten über Jahre hinweg aufgeladen habe, einfach so weggenommen würden und ich anschließend nichts an meinem Verhalten ändern würde.
Dieselben Probleme würden zwangsweise erneut auftreten.

Für eine dauerhafte Heilung muss man am Ball bleiben. Nicht das Verschwinden von Symptomen steht im Vordergrund, sondern die dauerhafte Beseitigung der Ursachen. Und das bedeutet, dass man selbst aktiv wird und etwas an seinem Leben, an seinem Verhalten sich selbst, anderen Menschen, der Umwelt und der Natur gegenüber ändert.

Ein weiterer Aspekt ist, dass nicht jede Heilung sofort für andere sichtbar sein muss. Man denke beispielsweise an krankmachenden Kummer, Sorgen oder Verletzungen der Seele. Diese inneren Verletzungen, die sich viele Menschen im Alltag und im Umgang mit anderen gar nicht anmerken lassen, sind nicht minder schlimm als die sichtbaren Krankheiten. Ob eine Heilung in diesem Bereich stattgefunden hat, kann der betroffene Mensch nur für sich selbst feststellen.

Aus diesen Gründen kann ich auch nicht hervorsagen, was bei wem in welchem Umfang passieren wird, sobald er sich direkt nach Gott ausrichtet.

Wenn mit Gottes Hilfe Krankheiten geheilt werden, dann spielt zweifelsohne die eigene Bereitschaft, etwas ändern zu wollen und der persönliche Glaube eine große Rolle. Nun gibt es aber auch Menschen, die aus den verschiedensten Gründen gar nicht in der Lage sind, sich selbst mit ihrem Glauben und ihren gesundheitlichen Problemen auseinander zu setzen – beispielsweise kleine Kinder, geistig behinderte Menschen oder durch Medikamente ruhig gestellte Patienten.
Doch auch diesen Menschen kann geholfen werden. Auf diesen Punkt gehe ich an späterer Stelle noch genauer ein.

Die erste und wichtigste Frage

Noch wichtiger als die Frage, ob jede Krankheit geheilt werden kann, ist die folgende Frage:

„Möchte ich überhaupt gesund werden?“

Nicht nur ein wenig gesund, sondern so richtig gesund.

Aus dem Verständnis des „Sich-Behandeln-Lassen“ heraus, ist das eine merkwürdige, ja fast blöde Frage. Natürlich möchte ich, dass meine Beschwerden und Schmerzen verschwinden.
Doch viele Menschen stehen sich durch ihr bewusstes oder unbewusstes Verhalten auf dem Weg zur Gesundheit selbst im Weg.

Lieber behandeln lassen als aktiv werden

Wenn ich zu einem Arzt, einem Heilpraktiker, einem Energiearbeiter oder einem Geistheiler gehe und mich behandeln lasse, bekomme ich die Behandlung in Rechnung gestellt. Wenn ich eine Ausbildung in einer energetischen Heilmethode machen möchte, besuche ich einen Kurs, für den ich ebenfalls eine Rechnung erhalte.
Mit Begleichung der Rechnung ist man quitt und auch sonst niemandem irgendetwas mehr schuldig.

Dabei kann ich auch entscheiden, in welchem Umfang ich mich behandeln lassen oder wie weit ich selbst gehen möchte. Vielen ist eine ganzheitliche Behandlung viel zu anstrengend, weil das bedeuten könnte, dass man sich eventuell mit sich selbst auseinandersetzen oder gar etwas an seiner Lebensweise ändern müsste.

Eine Krankheit nicht loslassen können

Manche Menschen können sich gar nicht vorstellen, vollständig gesund zu sein. Dazu passt die Aussage eines Klienten, der zu mir sagte:

„Ich könnte es gar nicht verkraften, wenn ich jetzt sofort auf der Stelle gesund wäre. Das wäre für mich ein Schock, und es würde mich total überfordern. Ich bin es doch gewohnt, so zu sein, wie ich bin. Mein ganzes bisheriges Leben wäre ja plötzlich weg."

Solche Gedanken können aufkommen, wenn man sich mit seiner Krankheit arrangiert oder abgefunden hat und sich sogar über die Krankheit identifiziert. Letzteres wiegt besonders schwer, wenn man dann noch befürchtet, dass mit dem Verschwinden der Krankheit auch ein Teil der eigenen Identität verloren ginge.

In meinen Klientengesprächen hatte ich mehr als einmal erlebt, dass Menschen tatsächlich Angst davor hatten, gesund werden zu können. Sie trauten sich erst gar nicht, Gott um Heilung zu bitten. Auf der einen Seite beklagten sie zwar ihre Krankheiten und sehnten sich nach einem Leben in Gesundheit. Auf der anderen Seite hatten sie aber genau davor Angst. Ob eine Heilung tatsächlich eintreten würde oder nicht, war gar nicht der entscheidende Punkt.

Die entscheidenden Fragen lauteten für diese Menschen:

„Bin ich überhaupt bereit für eine mögliche Heilung?"

„Bin ich bereit, meine Krankheit vollständig loszulassen?"

Wenn jemand, aus welchen Gründen auch immer, seine Krankheit nicht loslassen will, ist jeder Arzt und jeder Geistheiler machtlos. Und dieses Loslassen kann nur aus jedem selbst heraus geschehen.

Eine Krankheit behalten wollen

Mitunter werden körperliche Einschränkungen von den betroffenen Personen als etwas Positives empfunden. Nur wissen sie es noch nicht. Ihr Verstand und die allgemeine Meinung anderer sagen ihnen, dass sie krank seien und dass „krank sein" nicht gut ist. Also fühlen Sie sich vordergründig schlecht, weil sie etwas nicht oder nicht mehr so gut können wie „gesunde" Menschen.

Dazu folgendes Beispiel: Eines Tages wandte sich ein Klient an mich, weil er Probleme mit dem Hören hatte. Er sollte sich unter anderem die Frage stellen, ob die Ursache behoben werden und er wieder richtig hören könnte. Für mich selbst war die Antwort ein glasklares „JA". Aber die Antwort des Klienten lautete „NEIN", was mich sehr verwunderte. Diese Antwort passte nämlich nicht in das Bild der Antworten der zuvor gestellten Fragen.
Sofort kam mir eine Frage in den Sinn, die für mich aber im ersten Moment so abwegig war, dass ich kurz überlegte, ob ich sie dem Klienten überhaupt vorgeben sollte. Ich fragte den Klienten, ob er sich einmal eine ganz verrückte Frage stellen wolle, nämlich: *„Möchte ich überhaupt wieder richtig hören können."*

Zunächst wunderte sich der Klient, stellte sich dann aber doch die Frage. Plötzlich fing er an zu lachen und sagte, dass seine Antwort ein „NEIN" sei. Sein Gefühl sagte ihm, dass er gar nicht mehr richtig hören wolle. Wenn er es wollte, dann würde er es aber wieder können.
Die Begründung war auch sehr plausibel. Seitdem er nicht mehr richtig hören konnte, störte ihn der Fluglärm über seinem Haus nicht mehr, und er musste sich auch keine Gedanken mehr über einen Umzug machen. Wenn er es sich so richtig überlegte,

würde es ihm mit der neuen Einschränkung besser gehen. Und tatsächlich fühlte er sich nach dieser Erkenntnis sehr erleichtert.

Ob ein Symptom geheilt werden kann, hängt letztendlich davon ab, ob es die betroffene Person überhaupt geheilt sehen will. Was ein Außenstehender darüber denken mag, spielt dabei eine untergeordnete Rolle.

Scheinbare Vorteile von Krankheiten

Niemand will wirklich ernsthaft krank sein. Es gibt allerdings auch Situationen, in denen man sich einredet, dass Krankheiten doch ganz hilfreich und nützlich sein können.

Sich wichtig fühlen

Als ich während meiner Schulzeit einen Bänderriss am rechten Fuß hatte, durfte ich den Aufzug in der Schule benutzen. Ich durfte während der Pause im Schulgebäude bleiben und konnte den Unterricht früher verlassen, um den Schulbus pünktlich zu erreichen. Das war schon irgendwie etwas Besonderes. Da humpelte ich zumindest in der Schule etwas länger als erforderlich.

Dieses Beispiel könnte durchaus noch etwas locker und spaßig aufgefasst werden. Aber wo sind die Grenzen? Wann wird aus dem Spaß Ernst? Was bei kleinen Dingen recht praktisch sein kann, funktioniert nämlich auch im größeren Stil und wird auch gar nicht so selten praktiziert.

Krankheiten als Ausrede

Wer hat sich nicht schon einmal vor einer ungeliebten Verpflichtung gedrückt, die Schule geschwänzt, an der Arbeit „blau gemacht“ oder „krank gefeiert“ und dafür eine Krankheit vorgetäuscht oder schlimmer gemacht, als sie eigentlich war.

Einige Menschen legen sich mit der Zeit sogar ein eigenes, fiktives Krankheitsbild zu, welches sie bei ihren Freunden und am Arbeitsplatz aufwendig etablieren und auf das sie bei Bedarf jederzeit zurückgreifen können. Irgendwann glauben sie sogar selbst daran, tatsächlich krank zu sein. Dabei wird jedoch ein sehr wichtiger Punkt schnell übersehen: Wer sich selbst krank redet – und sei es auch nur als Ausrede – könnte sich damit den Weg beim Bitten um Gesundheit erschweren oder gar verbauen.

In anderen Fällen lassen sich die Menschen schriftlich bestätigen, dass sie bestimmte Einschränkungen haben. Diese schriftliche Bestätigung geht dann häufig mit diversen Vorteilen einher. Daran ist generell nichts auszusetzen und solche Regelungen sind in den meisten Fällen sicherlich auch richtig und sinnvoll.

Bedenklich wird es nur dann, wenn eine betroffene Person aufgrund der Vorteile auf jeden Fall an ihrem „Schein“ festhalten will – selbst im Falle einer Genesung.

Ich habe tatsächlich schon Sätze gehört wie:

„Meinen Schein gebe ich freiwillig garantiert nicht mehr her.“

Sich selbst in der Opferrolle gefallen

„Schaut her, wie ich leide. Ihr müsst mich bedauern. Kümmert euch um mich.“

Bei einigen mag dieses Verhalten ein wirklich ernst zu nehmender Hilferuf sein. Andere wiederum genießen diese Opferrolle und nutzen sie regelrecht aus, um sich als besonders tapfer und stark darstellen zu können. Je schlimmer es aussieht, je besser sie sich in Szene setzen können, umso besser gefallen sie sich. Je mehr Mitleid sie erhaschen, umso beachteter fühlen sie sich. Sie jammern und klagen am Telefon und wenn man sie besucht, wirbeln sie durch die Küche, haben unter Schmerzen Kuchen gebacken und den Kaffeetisch gedeckt, vielleicht sogar noch schnell die Gardinen gewaschen.
Aber helfen lassen wollen sie sich nicht. Würde man einen Kuchen mitbringen, bekäme man vielleicht eher ein vorwurfsvolles *„Euch schmeckt wohl mein Kuchen nicht?“* zu hören. Solange es halt noch geht, opfert man sich doch gerne für seine Lieben auf und erträgt sein Leid.

So etwas kann nicht gesund sein. Weder für die, die sich in der Opferrolle gefallen, noch für die anderen, die das kopfschüttelnd ertragen müssen.

Warum fällt es vielen Menschen nur so schwer, Hilfe von anderen anzunehmen oder gar selbst darum zu bitten? Möchten sie einfach nicht zur Last fallen, oder ist es doch eher deshalb, weil sie ihre Opferrolle nicht aufgeben wollen oder gar Angst haben, dass sie nicht mehr besucht werden könnten.

Erpressung durch Mitleid

Noch schlimmer wird es, wenn die Opferrolle als Druckmittel zur Durchsetzung des eigenen Willens eingesetzt wird. Besonders bei älteren Menschen scheinen Sprüche, wie der folgende, sehr beliebt zu sein:

> *„Dies oder jenes könnt ihr doch nicht machen. Wer weiß, wie lange ich noch zu leben habe? Vielleicht ist das mein letzter Geburtstag oder mein letztes Weihnachtsfest."*

Wenn dabei noch die eine oder andere Träne fließt, ist die Schlacht schon so gut wie gewonnen. Solche Sätze sind für die Beziehung der beteiligten Personen sehr schädlich, da der freie Wille, die Wünsche und Bedürfnisse anderer ignoriert oder übergangen werden. Die daraus resultierenden Besuche werden schnell zu Verpflichtungen, die mit wahrer Freude nur noch wenig zu tun haben. Um die Sache nicht noch schlimmer zu machen, als sie eh schon ist, wird sich verstellt und eine gute Miene zum traurigen Spiel gemacht. Das tut weder den Menschen noch der Beziehung zwischen den betroffenen Menschen gut. Ganz abgesehen davon, verlieren die Druckmittel wie *„das könnte doch mein letzter Geburtstag sein"* spätestens ab dem fünften Gebrauch ihre Wirkung.

Viel besser und auch gesünder sind solche Besuche, die auf freiwilliger Basis und ohne Druck und Zwang erfolgen. So können sich die Besuchten auch sicher sein, dass der Besuch tatsächlich ihretwegen erfolgt.

Mitreden können

Stellen Sie sich eine Feier zu einem 60. Geburtstag vor. Die häufigsten Themen auf solchen Feiern sind Krankheiten, Leid, Beschwerden und die nächsten Arztbesuche.
Nun könnte man denken, dass die eine oder andere Krankheit doch recht hilfreich wäre, um überhaupt mitreden zu können. Doch das ist ein Trugschluss.

Über viele schöne andere Themen könnte man sich unterhalten, wenn das Thema „Krankheit“ gar kein Thema mehr wäre.

Die religiös geprägte Opferrolle

Eine besondere Form der Opferrolle ist die religiöse Opferrolle. Gerade bei Katholiken scheint sie besonders stark ausgeprägt zu sein. Da ich selbst Katholik war, ist mir diese schon sehr oft begegnet. Aber auch in anderen Religionen scheint es sie zu geben.

Ich kenne einige Christen, die in ihrer Opferrolle regelrecht gefangen sind. Sie fühlen sich durch ihr Leid mit Gott verbunden. Und trotzdem sind sie wegen ihrer Krankheiten traurig. Paradoxerweise blühen manche regelrecht auf, wenn sie mit einem gewissen Stolz über ihre Krankheiten sprechen und erklären, wie sie damit umgehen, sich ihr fügen, sie tapfer ertragen und erdulden, um anschließend wieder umso trauriger in sich zusammenzufallen. Wirklich „glücklich sein“ sieht für mich anders aus. Einige möchten auch gar nicht gesund werden, weil sie dann befürchten, die Nähe zu Gott verlieren zu können.

Dieser Glaube ist gefährlich und falsch!

Laut den Evangelien soll Jesus mehrfach gesagt haben, dass nicht er, sondern der Glaube die Menschen geheilt habe. Wenn dieser Glaube, den Jesus gemeint haben soll, wirklich existieren sollte, dann steht er im absoluten Gegensatz zu einem Glauben, der den Menschen eine Opferrolle predigt.

Heilung durch und mit Gott ist nach meinen Erfahrungen nur dann möglich, wenn man bereit ist, sich aus seiner Opferrolle zu befreien. Wenn man bereit ist, sein Kreuz nicht weiter zu tragen, sondern abzuwerfen! Wenn man bereit ist, so zu sein, wie Gott die Menschen nach christlichem Verständnis geschaffen haben soll:

Nämlich gesund!

Bequemlichkeit und Ausrede

Es gibt Menschen, deren Leben sich nur noch um ihre Krankheiten dreht. Dabei muss es sich gar nicht um schwerwiegende Krankheiten handeln. Ganz im Gegenteil. Oft werden diese „Krankheiten“ anderen und sich selbst gegenüber nur aufgebauscht und überbewertet. Man kümmert sich um sie. Und solange man sich um sie kümmert, hat man auch keine Zeit für die wirklich wichtigen Dinge des Lebens, die eigentlich dringendst angegangen werden müssten. In diesen Fällen dienen die Krankheiten als willkommene Ausrede.

Fazit

Aus meinen persönlichen Erfahrungen und aus den Gesprächen mit anderen Menschen heraus weiß ich, dass Gott bisher immer und sofort geantwortet hat, sobald man sich direkt an ihn wandte.

Wenn Sie sich direkt an Gott wenden, dann sollten Sie es mit dem absoluten Wunsch tun, wirklich gesund werden zu wollen. Und tun Sie es mit dem nötigen Glauben, dass Sie tatsächlich gesund werden können.

Wenn Sie von vornherein nicht daran glauben, was sollte es Ihnen dann bringen? Wenn Sie auch nur eine einzige Beschwerde behalten und nicht hergeben wollen, wie ernst könnte dann jemand anderes (Gott zum Beispiel) Ihre Bitte nach Gesundheit nehmen?
Zum Abschluss dieses Punktes möchte ich daher nochmals die meiner Ansicht nach wichtigste Frage in den Raum stellen:

„Möchte ich überhaupt gesund werden?“

Können Sie für sich diese einfache Frage mit einem ebenso einfachen und ganz eindeutigen JA beantworten?

Mit Gott ins Gespräch kommen

„Mit Gott ins Gespräch kommen." – Das hört sich nicht nur im ersten Moment sehr merkwürdig an. Was steckt also dahinter?

Eigentlich ist es für die Menschen doch ganz normal, „zu" Gott zu sprechen. Täglich beten Milliarden von Menschen in den unterschiedlichsten Weisen zu ihrem Gott oder ihren Göttern. Im Gebet wenden sie sich mit ihren Sorgen und Bitten an ihn. Viele beten zu Gott wie zu einer Art übergeordneter Macht oder einem Vater im Himmel, auf jeden Fall irgendetwas Externes. Einige beten auch einfach nur so vor sich hin, weil sie es so gelernt haben, und es sich so gehört – aber wirklich erwarten tun sie nichts. Andere leiern ihre Gebete nur herunter und glauben, dass es die Menge macht. Und so lange es bei einem Monolog bleibt, das Gespräch also einseitig von Mensch zu Gott geführt wird, ist noch alles „normal", und wird von der breiten Masse akzeptiert und für gut befunden.

Was ist aber, wenn jemand anstatt *„Ich rede **ZU** Gott"* sagen würde *„Ich rede **MIT** Gott"*? Das würde doch bedeuten, dass ein tatsächlicher Dialog stattfindet und Gott antwortet. Solche Menschen werden ganz schnell als Spinner angesehen.
Wie kann nur jemand so anmaßend sein und behaupten, dass Gott mit ihm sprechen würde? Warum sollte Gott genau diesem Menschen antworten?

Solche Gedanken entstehen dann, wenn Gott als etwas Übermächtiges und als eine externe Macht gesehen wird, die irgendwo im Himmel wohnt. Etwas, wovor man Respekt und Demut zeigen muss und dem man sich zu unterwerfen hat.

Was wäre aber, wenn die Aussagen aus der Bibel stimmen sollten, dass die Menschen Gottes Tempel sind, dass das Reich

Gottes in den Menschen ist und der Geist Gottes in den Menschen wohnt? Dann wäre Gott ja gar nicht so weit weg und ein Dialog schiene dann auch nicht mehr so abwegig zu sein.

Meine erste Technik, um mit Gott ins Gespräch zu kommen, war das Beten, so wie ich es in der Kirche gelernt hatte. Mit dieser Technik wartete ich Jahre lang vergebens auf Antworten. Es war eben nur der besagte Monolog. Vielleicht hat das Beten bei anderen Menschen zu einem richtigen Dialog geführt. Bei mir jedenfalls war es nicht der Fall. Meine nächsten Techniken führten über Methoden der „geistigen Welt“ und der Esoterik. Auch damit bin ich nicht weiter gekommen.

Erst als ich mich von allen Vorstellungen über Gott, von allen Techniken einer Kontaktaufnahme und von vorgegebenen Glaubenssätzen anderer trennte, erhielt ich Antworten auf meine Fragen und Bitten. Antworten unter anderem in Form von spontanen Heilungen. Heilungen, die nicht nur bei mir und in meiner Familie, sondern auch bei anderen Menschen stattfanden.

Für mich ist Gott einfach da. So wie ein bester Freund, mit dem ich über alles sprechen und den ich alles fragen kann. Ein Freund, vor dem ich mich nicht verstellen oder irgendwelche Dinge tun muss, damit er mir seine volle Aufmerksamkeit schenkt. Also keine Techniken, keine Methoden, Riten oder Symbole. Einfach nur er und ich. So einfach ist das!

Tipps für Energiearbeiter

Energiearbeiter und Menschen, die sich mit energetischen Heilweisen und Methoden, der Kontaktaufnahme mit Geistführern und vielem mehr beschäftigen, tun dies meistens über bestimmte Rituale. Zur Vorbereitung können auch Chakren-

Reinigung, Chakren-Ausgleich, Erdungsübungen und vieles mehr zum Einsatz kommen. Zur Einstimmung gibt es auch verschiedene Techniken, mit denen man einen tranceähnlichen Zustand erreichen soll. Von ganz besonderer Bedeutung sind dabei nahezu immer die Themen Erdung, Abgrenzung und Schutz.

Die direkte Kontaktaufnahme mit Gott benötigt nichts von alledem!

Gerade zu den Punkten Abgrenzung und Schutz ist Folgendes zu sagen: Ich möchte doch nur mit Gott und mit mir selbst in Kontakt kommen. Wovor sollte ich mich dann bitte schützen oder abgrenzen müssen?
Schutz und Abgrenzung benötigt man doch nur bei Methoden oder „Gesprächspartnern“, von denen eine Bedrohung ausgehen kann. Gibt es keine potenzielle Bedrohung, sind Schutz und Abgrenzung überflüssig. Nicht zu vergessen sind die Reinigungsrituale, mit deren Hilfe man eventuell angefallene fremde oder negative Energien wieder loswerden kann. Doch wo sollten diese negativen Energien herkommen? Etwa von mir oder gar von Gott?

Allein unter diesen Gesichtspunkten sollte man sich ernsthaft überlegen, auf was man sich da einlässt, was Schutz, Abgrenzung und anschließende Reinigung benötigt.
Wenn Sie mit oben beschriebenen Methoden (Erdung, Einstimmung, Schutz, Abgrenzung, Reinigung, ...) Erfahrungen haben und mit Gott direkt in Kontakt treten möchten, befreien Sie zunächst sich und Ihren Verstand von all diesen Dingen.
Wenn es Ihnen auf Anhieb gelingt, ist das sehr gut.

Wenn es Ihnen allein bei dieser Vorstellung oder bei dem bewussten Verzicht auf die Techniken der „geistigen Welt“ merkwürdig wird und Sie sich plötzlich unwohl fühlen, machen

Sie eine Pause, und lassen Sie sich die Worte aus meiner Einleitung nochmals durch den Kopf gehen:

„Nach meiner Auffassung hält die Vorstellung einer geistigen Welt die Menschen von Gott fern."

Vielleicht steckt da ja doch viel mehr Wahrheit dahinter, als Sie es beim ersten Lesen vermutet haben oder wahrhaben wollten. Ich schreibe dies nicht aus theoretischen Überlegungen, sondern weil dies mehreren Energiearbeitern so ergangen ist. Sollte Ihnen etwas in dieser Art passieren, machen Sie sich jedoch keine Sorgen und keine weitere Gedanken über die möglichen Ursachen.
Wenn Sie sich aus ganzem Herzen für den direkten Weg zu Gott entscheiden, wird sich dieses Unwohlsein ganz schnell auflösen.

Sollte Ihnen dieser erste Schritt schwerfallen, können Sie sich auch sofort und direkt an Gott wenden und ihn um seine Hilfe bitten.
Ich bin mir ganz sicher, dass Ihnen die passenden Worte einfallen werden, und dass Sie diesen Moment nicht so schnell vergessen werden – und das meine ich im positiven Sinne.

Tipps für gläubige Christen

In der Bibel steht, dass sich der Mensch kein Bild von Gott machen soll. Es ist also nichts Verwerfliches dabei, wenn auch ein streng gläubiger Christ jegliches Bild und jegliche Vorstellung von Gott für einen Augenblick ausblendet, das ihm die Kirche vorgegeben hat.

Auch wenn ich mich wiederhole: zahlreiche Kirchengesetze, Regeln und Rituale wurden von Menschen ausgedacht und sind Bestandteil dieses Gottesbildes.

Doch viele dieser Dinge stehen im Widerspruch zu dem, was Jesus gesagt, gelehrt und vorgelebt haben soll.
Wenn die Menschen zu Jesus kamen, sollen sie geheilt worden sein. Und zwar durch ihren Glauben. An Gott glauben – so wie Jesus es wahrscheinlich gewollt hatte – bedeutete für die Menschen Heilung!
An den Gott der Kirche zu glauben, bedeutet: Trage dein Kreuz und erdulde dein Leid! Das sind zwei völlig verschiedene Dinge. Außerdem wurden im Namen des Gottes der Kirche Kriege geführt und Menschen ausgebeutet und getötet.

Als sich eine Frau mit gesundheitlichen Problemen an mich wandte, erklärte ich ihr kurz, wie sie selbst Antworten auf ihre eigenen Fragen erhalten könnte. Auf diese Weise wollten wir die Ursachen ihrer Probleme herausfinden. Zum Üben stellte ich ihr einige belanglose Fragen wie *„Bist Du eine Frau?"*, *„Bist Du ein Mann?"*. Einfach nur dazu, damit sie die Antworten JA und NEIN kennenlernen und zuordnen konnte. Wie erwartet, funktionierte es auch bei ihr auf Anhieb.
Dann sollte sie sich eine weitere, für das aktuelle Gespräch eher nebensächliche Frage stellen. Nämlich die, ob es einen Gott gibt. Ich erwartete natürlich ein JA. Aber zu meinem Entsetzen und ihrem Erstaunen bekam sie ein NEIN. Es war einen Moment still und kurz bevor ich wieder etwas sagen wollte, sagte sie:

> *„Warte. Jetzt bekomme ich ein ganz eindeutiges JA. Ich habe dieselbe Frage noch einmal gestellt und bekomme ein JA."*

Mit einer gewissen Erleichterung fragte ich sie, was der Unterschied zu ihrer ersten Frage gewesen war und ihre Antwort lautete:

> *„Als ich die Frage das erste Mal stellte, habe ich an den Gott aus der Kirche gedacht. Aber den gibt es anscheinend nicht. Aber den puren, reinen Gott, den gibt es sehr wohl."*

Auf meine Frage, ob sie denn überhaupt an Gott glaube, sagte sie, dass sie Katholikin sei, und ihr diese eine Frage und die Antwort darauf sehr geholfen haben.

Zur Erinnerung: Die Aussagen dieser Frau kamen aufgrund einer eigentlich nebensächlichen Frage von ihr selbst. Es war ganz und gar nicht meine Absicht, dass das Gespräch in diese Richtung ging.

Daher mein Tipp an alle Menschen: Vergessen Sie jegliche Gottesbilder, Regeln und Riten, die von anderen Menschen stammen und übernommen wurden. Wenn Sie sich direkt an Gott wenden möchten, gibt es nur Gott und Sie. Das ist der direkte Kontakt.

Sie brauchen auch keine Unterstützung durch Maria, Heilige oder andere Menschen. Sie brauchen auch keine Umwege über Jesus zu gehen. Wenn Sie als gläubiger Christ Probleme damit haben, Jesus für einen Moment auszublenden, denken Sie einfach daran, dass Jesus höchstpersönlich die Menschen mehrfach dazu aufgefordert haben soll, sich direkt an Gott zu wenden.

Jetzt bist Du an der Reihe

Hin und wieder habe ich von meinen Gesprächspartnern gehört, dass sie bereits Erfahrungen mit Gott gemacht hätten. Sie hätten zu ihm gebetet und ihn dabei um Hilfe für andere gebeten, und es sei auch manchmal etwas geschehen. Auf meine Frage, ob sie Gott auch schon einmal für sich selbst um Hilfe gebeten hätten, bekam ich die Antwort:

„Nein! Für mich selbst noch nie. Das traue ich mich gar nicht!"

Argumentiert wurde dann so:

„Wie könnte ich Gott um Hilfe für mich bitten, wenn es doch anderen Menschen auf der Welt so richtig schlecht geht?"

„Was sind schon meine Magenbeschwerden, wenn woanders kleine Kinder verhungern?"

Auf den ersten Blick sind solche Bedenken für mich durchaus nachvollziehbar. Wenn ich von jetzt auf gleich gesagt bekommen hätte, dass ich mich mit meinen geringsten Sorgen einfach so an Gott wenden könnte, wäre ich vermutlich auch skeptisch gewesen. Bei mir hatten sich diese Erkenntnis und meine Ausrichtung nach Gott über einen längeren Zeitraum entwickelt.

Von den erlernten Techniken in meiner Geistheilerausbildung hatte ich nichts anderes erwartet, als dass sie wie auf Knopfdruck funktionierten. Schließlich hatte ich dafür Seminare und Kurse besucht und Geld bezahlt. Aber dass mir Gott höchstpersönlich helfen würde – und das auch noch kostenlos – ist dann doch eine ganz andere Dimension.

Wie gesagt: Ich kann derartige Bedenken nachvollziehen. Aus heutiger Sicht kann ich jedoch sagen, dass solche Bedenken nicht nur überflüssig, sondern auch schädlich sind. Im Prinzip geht es um das große Thema „Selbstliebe". Nur wenn Sie sich selbst genug lieben und es sich selbst wert sind, Heilung erfahren und annehmen zu können, nur dann kann Heilung auch geschehen.

Es ist wichtig, dass Sie sich trauen, sich direkt an Gott zu wenden und ihn um Ihre eigene Gesundheit zu bitten.

Vielleicht können Ihnen die folgenden Denkanstöße dabei helfen:

⇨ Angenommen, die Aussage würde stimmen, dass der Mensch der Tempel Gottes sei: Würde sich Gott in einem schönen Tempel – also einem gesunden und glücklichen Menschen – nicht wohler fühlen als in einem kranken und verbitterten Menschen?
Es wäre doch geradezu meine Pflicht, mich um einen schönen Tempel zu bemühen. Und wenn ich das nicht alleine hinbekäme, dann nähme ich gerne seine Hilfe in Anspruch.

⇨ Meine Familie hat sicherlich mehr davon, wenn ich gesund bin, als dass ich ihr mit allen möglichen Krankheiten und Leiden Kummer und Sorgen bereiten würde.

⇨ Geht es mir selbst schlecht, raubt mir das sehr viel Energie und Kraft. Energie und Kraft, die mir fehlt, um anderen eine Hilfe sein zu können. Ganz simpel ausgedrückt: Geht es mir gut, muss ich weniger für Medikamente und Behandlungen ausgeben. Gleichzeitig kann ich viel leichter mehr Geld verdienen, von dem ich beispielsweise eine Patenschaft für ein Kind in der dritten Welt übernehmen könnte. Meine eigene Gesundheit nutzt dann tatsächlich einem hungernden Kind am anderen Ende der Welt.

⇨ Angenommen, immer mehr Menschen würden sich auf den direkten Weg zu Gott einlassen: Wie sehr würden die Menschen, die Tiere, die Umwelt und die ganze Erde davon profitieren? Doch wie bekommt man die Menschen dazu? Am einfachsten dadurch, dass jemand als Beispiel vorangeht und den anderen Menschen von seinen Erfolgen durch Gottes Hilfe berichten kann. Anstatt für andere zu bitten, zeige ich diesen lieber, wie sie ihre Probleme selbst in den Griff bekommen. Dieses durchaus erprobte und sinnvolle Prinzip nennt man „Hilfe zur Selbsthilfe“. Es kann aber nur dann funktionieren, wenn der Helfende weiß, wovon er spricht und bereits eigene Erfahrungen in dieser Richtung gemacht hat.

⇨ Angenommen, die Vorstellung würde stimmen, dass Gott alle Menschen gleich lieb hat und ihnen hilft, sobald sie sich an ihn wenden: Wäre Gott dann nicht traurig, wenn ich seine angebotene Hilfe einfach so ausschlagen würde? Gab es da nicht auch ein biblisches Zitat wie *„Bittet, so wird euch gegeben werden ...“* ?

Für mich gibt es keinen plausiblen Grund, warum man sich nicht trauen sollte, sich mit seinen Sorgen und Bitten direkt an Gott zu wenden. Und wenn ich dabei aus falscher Scham ein schlechtes Gewissen haben sollte, dann mache ich mir eben bewusst, dass ich es nicht nur für mich tue, sondern auch für Gott, meine Familie und viele andere Menschen, die dann von meiner Gesundheit profitieren können.

Sollten Sie immer noch unsicher sein und Bedenken haben, dann verschaffen Sie sich die nötige Sicherheit über den nachfolgend beschriebenen „Schnupperkurs mit Gott“.

Schnupperkurs mit Gott

Zu energetischen Heilmethoden gibt es Infoabende oder Schnupperkurse. Dort besteht die Möglichkeit, sich über die verschiedensten Techniken und Anwendungen zu informieren. Teilweise kann man sogar Probebehandlungen in Anspruch nehmen. Schließlich will man ja nicht die Katze im Sack kaufen und erst einmal sehen, ob das für einen selbst etwas ist.
Wenn es einem nicht gefallen sollte, geht man einfach nicht mehr hin und nutzt es nicht weiter.

Gibt es solch eine Art Infoabend oder einen Schnupperkurs auch mit Gott? Kann man auch in der Beziehung zu Gott einen Rückzieher machen, falls es einem nicht gefallen sollte?
Die Antwort ist eindeutig JA.
So einfach, wie Sie dieses Buch jetzt aus der Hand legen können, so einfach können Sie sich Gott zuwenden oder sich auch wieder von ihm abwenden. Diese Freiheit haben Sie immer. Sie alleine entscheiden, ob und wie weit sie gehen möchten und müssen hierzu keinem einzigen Menschen gegenüber eine Rechenschaft abgeben – außer sich selbst. Die Verantwortung für Ihre Beziehung zu Gott liegt ganz alleine bei Ihnen.

Als ich merkte, dass ich mich direkt an Gott wenden kann und auch Antworten erhielt, stellte ich alle möglichen Fragen. Es war neu für mich, und ich wollte auch nichts verkehrt machen, beispielsweise Gott mit belanglosen Fragen verärgern oder nerven. Außerdem war ich durch die Kirche und meine Geistheilerausbildung mit den verschiedensten Ritualen und Verhaltensmustern vertraut, vorbelastet oder noch treffender ausgedrückt: vermurkst.

Stets wurde mir vorgeschrieben, wie ich mich zu verhalten habe. In der Kirche beispielsweise wird sich beim Beten hingekniet und die Hände werden gefaltet. Bei den Methoden der Esoterik und der „geistigen Welt“ sollte man bei der Kontaktaufnahme mit Geistwesen die Füße fest auf den Boden stellen und dabei unbedingt vermeiden, die Beine zu überkreuzen. Selbst die Farbe der Kleidung soll bei einigen Methoden einen Einfluss auf die Qualität der Kommunikation haben.

Um es kurz zu machen: Um mit Gott zu sprechen, müssen Sie keinerlei besondere Riten praktizieren, keine besondere Körperhaltung einnehmen oder sich besonders kleiden. All das sind nicht erforderliche Äußerlichkeiten. Sprechen Sie mit Gott so, wie Sie es für sich als richtig und angemessen empfinden.
Wenn Sie sich diesbezüglich unsicher sind, fragen Sie ihn doch einfach. Ich habe es getan und meine Antworten dazu erhalten.

Sie haben jederzeit die Gelegenheit zu ihrem persönlichen Schnupperkurs mit Gott. Informieren Sie sich aus erster Hand, was Sie von Gott zu erwarten haben. Stellen Sie ihm alle Fragen, die Ihnen in diesem Zusammenhang wichtig sind und auf der Seele liegen.

Weiter unten habe ich einen kleinen Teil meiner Fragen aufgeschrieben, die für mich persönlich wichtig waren. Ich tastete mich mit meinen Fragen allmählich vor. Bei manchen Fragen überlegte ich auch eine Weile, ob ich sie überhaupt stellen darf. Schließlich war ich damals noch Katholik, und einige Fragen hätten aus kirchlicher Sicht schon als grenzwertig eingestuft werden können. Was ich im Laufe meiner direkten Ausrichtung zu Gott jedoch erlebt und gespürt habe, brachte mich zur folgenden Überzeugung:

In Bezug auf meine direkte Beziehung zu Gott darf ich alle Fragen stellen!

Jede einzelne meiner Fragen wird beantwortet, ganz gleich wie dumm, falsch, gewagt oder nichtig sie für mich oder andere auch erscheinen mag.

Hier geht es nur um mich und meine direkte Beziehung zu Gott. Da gibt es keine dummen oder unangemessenen Fragen!

Vielleicht können Ihnen einige meiner Fragen als Anregung dienen. Bestimmt fallen Ihnen auch viele weitere Dinge ein, die für Sie wichtig sind.

Allgemeine Fragen:

„Gott, halte ich Dich mit meinen Fragen und Problemen von wichtigeren Sachen ab?“

„Darf ich Dich alles fragen?“

...

Fragen bezüglich der Methoden aus meiner Heilerausbildung:

„Ist es gut, wenn ich mich an die „geistige Welt“ wende und deren Mittel und Methoden wie beispielsweise Riten, Symbole, Heiltechniken usw. einsetze?“

„Gott, kann man Deine Liebe oder Energie in Flaschen, Steine und Heilfolien geben und verkaufen?“

„Haben diese käuflichen Energien, Einweihungen und Energieprodukte überhaupt etwas mit Dir zu tun?“

„Ist es gut, wenn ich versuche mit Geistwesen, Geistführern oder Verstorbenen in Kontakt zu treten?“

„Gibt es die „geistige Welt“ überhaupt?“

...

Fragen aus meiner damaligen religiösen Sicht:

„Ist es mit meiner Religionszugehörigkeit vereinbar, wenn ich mich direkt an Dich wende?"

„Ist es gut, wenn ich mich direkt an Dich wende?"

„Muss ich mir Gedanken oder Sorgen machen, wenn ich mich ohne den Umweg über Jesus direkt an Dich wende?"

„Brauche ich die Kirche dafür, um mit Dir in Kontakt zu kommen und in Kontakt zu bleiben?"

„Hindert mich die Kirche an einem direkten Kontakt mit Dir?"

...

Wie bereits gesagt, waren das nur einige wenige meiner Fragen, die mir auf der Seele lagen. Gefühlt waren es einige hundert mehr.

Ich denke, dass Sie mit diesem persönlichen „Schnupperkurs" mit Gott alle Informationen erhalten werden, um eine klare Entscheidung bezüglich des nächsten Schritts treffen zu können.

Die direkte Ausrichtung nach Gott

Die direkte Ausrichtung nach Gott kann ihr Leben von Grund auf verändern. Dessen sollten Sie sich bewusst sein. Sie markiert jedoch nicht zwingend den Beginn Ihres direkten Weges zu Gott, weil dieser bereits längst begonnen haben kann.
Wie intensiv Sie diesen Schritt wahrnehmen und empfinden werden, hängt letztendlich davon ab, wie weit Sie sich bereits auf den direkten Kontakt mit Gott eingelassen haben und was Sie bereits für sich getan haben.

Für einige meiner Klienten war die Ausrichtung nach Gott zunächst gar nicht möglich. Wegen ihnen und für viele andere Menschen mit demselben Problem habe ich den weiter vorne aufgeführten Punkt *„Jetzt bist Du an der Reihe"* aufgeschrieben. Ihre Erkenntnis, dass sie es tatsächlich wert sind, sich direkt an Gott wenden zu dürfen, war für sie teilweise eine sehr berührende Erfahrung. Im Vergleich dazu waren die direkten Folgen ihrer bewussten Ausrichtung nahezu bedeutungslos. Vielleicht deshalb, weil ihre Ausrichtung bereits mit obiger Erkenntnis erfolgt war.

Die direkte Ausrichtung nach Gott ist für jeden Menschen sinnvoll, unabhängig von körperlichen oder seelischen Beschwerden. Sie geht weit über die, im ersten Kapitel beschriebene, energetische Aufrichtung und weit über alle denkbaren Methoden und Techniken der Geistheiler und der „geistigen Welt" hinaus. Dazu müssen Sie weder einen Heiler, noch einen Geistlichen in Anspruch nehmen und auch keine Praxis oder Kirche aufsuchen.

Die Ausrichtung nach Gott ist eine ganz persönliche und direkte Angelegenheit zwischen Ihnen und Gott. Sie selbst werden Gott um Hilfe bitten, und sie werden seine Antwort spüren.

Was sichtbare körperliche Veränderungen betrifft, können diese nur dann eintreten, wenn auch entsprechende körperliche Beschwerden vorliegen. Daher kann die Ausrichtung aus gesundheitlicher Sicht für manche überwältigend, für andere hingegen eher unspektakulär sein.

Für mich persönlich hatte dieser Schritt einen eher symbolischen Charakter, womit ich mir selbst zeigen und für mich selbst verinnerlichen wollte, endlich *„Nägel mit Köpfen zu machen!“*.

Wenn Sie sichtbare körperliche Beschwerden wie beispielsweise Schiefstände der Wirbelsäule, der Schultern oder des Beckens haben und Wert auf eine Art sichtbaren Beweis legen, dann können Sie sich Ihren jetzigen Körper noch einmal in Ruhe anschauen.

- ⇨ Ziehen Sie Ihre Schuhe aus.
- ⇨ Gehen Sie ein paar Schritte barfuß. Wie läuft es sich so?
- ⇨ Stellen Sie nun Ihre Füße zusammen.
  Können Sie bequem, gerade und schmerzfrei stehen?
- ⇨ Stellen Sie sich mit geschlossenen Beinen vor einen Spiegel.
  Stehen Sie gerade oder schief?
  Sind Ihre Schultern auf einer Höhe?
  Wie steht Ihr Becken?
  Wie halten Sie Ihren Kopf?

Die möglichen körperlichen Veränderungen, die bei der Ausrichtung nach Gott eintreten können, sind jedoch „lediglich“ als positive Begleiterscheinungen zu sehen. In Wahrheit geht es um viel mehr.

Ihre Ausrichtung nach Gott

- ⇨ Suchen Sie sich einen ruhigen Platz und sorgen Sie dafür, dass Sie für mindestens eine Stunde ungestört sind. Schalten Sie Radios, Fernseher, Handys und Telefone ab.
- ⇨ Nehmen Sie sich im Anschluss nichts weiter vor. Gönnen Sie sich eine kleine Auszeit, und setzen Sie sich nicht mit anschließenden Terminen unter Druck.
- ⇨ Setzen oder legen Sie sich hin. Es könnte sein, dass Sie sich sehr entspannen, müde werden und einschlafen.
- ⇨ Kommen Sie nun zur Ruhe.
- ⇨ Machen Sie sich von allen Vorstellungen über Gott frei, und verzichten sie auf jegliche Art von Riten, Methoden und Techniken, die Sie aus der Kirche, Ihrer Religion, der Esoterik oder der „geistigen Welt“ kennen!

- ⇨ Wenn Sie so weit sind, wenden Sie sich ohne Umwege **direkt** an Gott:

Bitten Sie Gott darum, dass er allen unnötigen Ballast von Ihnen und aus Ihrem Leben nehmen möge, damit Sie sich wieder aufrichten und ein neues gesundes Leben mit ihm beginnen können.

Sie können diese Bitte laut aussprechen oder auch nur denken. Selbstverständlich können Sie auch Ihre eigene, ganz persönliche, Formulierung verwenden. Wichtig ist nur, dass Ihre Bitte wirklich ernst gemeint ist und von Herzen kommt.

Das war schon alles.

Ich wünsche Ihnen von ganzem Herzen, dass auch Ihre direkte Ausrichtung nach Gott ein einzigartiges Erlebnis für Sie war. Und wenn es Ihnen nun besser geht, dann ist das ganz alleine Ihr Verdienst. Sie haben sich getraut, die Hilfe Gottes in Anspruch zu nehmen. Eine Hilfe, die jedem Menschen zugänglich ist.

Wichtige Tipps nach der Ausrichtung

Wenn Sie vor Ihrer Ausrichtung irgendwelche Schiefstände an Ihrem Körper beobachtet haben oder Ihnen das Laufen oder das Geradestehen schwer gefallen ist, dann beobachten Sie sich erneut, so wie weiter oben beschrieben.

Können Sie Unterschiede feststellen?

Achten Sie genau darauf, ob und was sich geändert hat.

Läuft es sich mit Einlagen plötzlich nicht mehr gut, ohne Einlagen aber perfekt, haben Sie den Mut und lassen Sie die Einlagen weg – egal wie viel Sie dafür bezahlen mussten. Vielleicht sind auch neue Schuhe notwendig, weil Ihr Körper jetzt ganz anders steht und geht und sich in den alten eingetretenen Schuhen nicht mehr wohlfühlt.

Möglicherweise müssen Sie auch Ihren Bürostuhl oder Ihren Autositz neu einstellen. Auch das ist normal.

Wenn sie nun gerade laufen, stehen und sitzen können, dann achten Sie darauf, dass Sie es bewusst tun. Manchmal brauchen der Körper und der Verstand eine kurze Zeit, um alte Gewohnheiten, bestimmte Sitz-, Schon- oder Körperhaltungen abzulegen.

Waren diese Schonhaltungen für den alten schiefen Körper noch entlastend, sind sie für den neuen Körper nicht mehr erforderlich und können manchmal sogar eher belastend für ihn sein.

Wenn Sie Veränderungen festgestellt haben, machen Sie sich erneut bewusst, wodurch diese eingetreten sind. Sie sind eingetreten, weil Sie sich direkt an Gott gewandt haben und ihn direkt um seine Hilfe gebeten haben.

Die Ausrichtung wiederholen

Mit der direkten Ausrichtung nach Gott wird sehr viel Ballast von den Menschen genommen, um den sie sich nicht mehr kümmern müssen.

Man kann sich aber auch wieder von Gott abwenden. Dies kann schnell und bewusst, aber auch schleichend und unbewusst geschehen. Mit der Zeit kann sich neuer Ballast anhäufen, der einen irgendwann wieder auf den Schultern lastet und erneut in die Knie zwingt. In solch einem Fall kann man sich selbstverständlich Gott wieder zuwenden und ihn erneut darum bitten, diesen neuen Ballast fortzunehmen.

Sinnvoller ist es allerdings, sich neuen Ballast gar nicht erst aufzuladen.

In den nachfolgenden Punkten beschreibe ich, wie ich mich auf einfache Art und Weise von weiterem Ballast befreit habe, den nur ich entsorgen konnte. Ich zeige auch Dinge auf, die mich davor bewahren, mich mit neuem unnötigen Ballast und Sorgen zu belasten. Denn durch die eigene Ausrichtung nach Gott müssen sich ja nicht automatisch alle „externen" Probleme ebenfalls gelöst haben. Wenn ich beispielsweise vor meiner Ausrichtung mit einer anderen Person einen Streit hatte, wird dieser nach meiner Ausrichtung sehr wahrscheinlich immer noch existieren. Möglicherweise fällt es mir dann aber sehr viel leichter, auf den anderen zuzugehen und den Streit endlich aus der Welt zu schaffen.

Konsequent sein

Im Laufe meines Entwicklungsprozesses habe ich viele Dinge und Hindernisse erkannt, die zwischen Gott und mir standen oder einfach nicht gut für mich waren. Wenn ich solche Dinge erkannt hatte, räumte ich sie konsequent aus dem Weg.
Zu langes Warten oder Hinauszögern bringt nichts, ganz im Gegenteil:

Ein erkanntes Hindernis, das nicht beseitigt wird, macht den Menschen über kurz oder lang unzufrieden und kann zu Krankheiten führen! Im Endeffekt belügt man sich selbst und manchmal auch andere.

Doch nicht immer fallen einem diese Hindernisse auf. Und das Beseitigen eines erkannten Hindernisses ist auch nicht immer ganz so einfach, wie es zunächst aussehen mag.

Hierzu ein Beispiel:

Eine Energiearbeiterin „klärte“ mich in einem Gespräch über Gott und die Welt über so manche Besonderheit in der katholischen Kirche – aus ihrer Sicht gesehen – auf. Sie selbst war zu diesem Zeitpunkt Katholikin. Ob sie es heute noch ist, weiß ich nicht. Sie fragte mich, ob ich denn wüsste, dass die Kirche ganz bewusst mit dem Kreuzzeichen auf der Stirn das „dritte Auge“ der Menschen schließen würde. Das „dritte Auge“ spielt in der Esoterik eine große Rolle, und das Schließen desselben sei so gar nicht erstrebenswert. Des Weiteren wüsste Sie aufgrund ihrer Ausbildung, dass das Kreuzzeichen (insbesondere die Handbewegung vom Kopf zum Bauch) den Hauptmeridian „herunterfahren“ würde. Auch das soll für die Menschen nicht gut sein.
Ob daran etwas wahr ist oder nicht, ist für die nachfolgende Betrachtung ohne Bedeutung. Das Thema ist ein ganz anderes. Ich fragte sie, was sie denn mit diesem Wissen mache.

Sie antwortete, dass sie zu Hause und privat gar keine Kreuzzeichen machen würde. Und in der Kirche würde sie gleich im Anschluss an das Kreuzzeichen eine kleine Handbewegung machen, um ihren Hauptmeridian wieder „hochzufahren". Das würde niemandem auffallen.
Ich fragte sie weiterhin, warum sie denn überhaupt in die Kirche ginge, wenn sie doch wisse, dass ihr die Kirche aus ihrem Verständnis heraus offensichtlich schaden will. Sie antwortete, dass sie in einem kleinen, sehr katholischen Dorf lebe und außerdem im Gesangsverein sei.
Diese Antwort hatte mich kalt erwischt. Bestimmt konnte sie mir meine Verwunderung ansehen. Passende Worte waren mir jedenfalls nicht auf Anhieb eingefallen. Stattdessen sind mir viele Gedanken gleichzeitig in den Sinn gekommen, die ich erst einmal für mich selbst sortieren wollte. Also nahm ich ihre Aussagen einfach nur zur Kenntnis und machte mir später meine Gedanken dazu.

Ich konnte mir nun ein Bild davon machen, dass sich andere Menschen mit Ihren Entscheidungen durchaus etwas schwerer oder auch leichter tun als es bei mir selbst der Fall war. Ich war weder in einem Gesangsverein noch stand ich unter so einer strengen „Beobachtung", wie es in diesem kleinen katholischen Dorf der Fall gewesen sein mag. Vielleicht hatte diese Frau noch ganz andere Gründe für ihr Verhalten. Ich selbst hatte für meine Entscheidung, aus der Kirche auszutreten, auch einige Monate benötigt.
Letztendlich muss jeder Mensch für sich selbst entscheiden, welchen Weg er wie schnell gehen möchte. Jeder hat auf seinem Weg auch andere Hindernisse zu überwinden. Hindernisse, die für mich völlig fremd oder nur schwer nachvollziehbar sein können.
Ich versuchte, die in mir aufgekommenen Fragen und Gedanken für mich selbst zu beantworten. Welche Bedeutung hatte das alles für mich persönlich?

So ergaben sich aus dem relativ kurzen Gespräch folgende Erkenntnisse, die für meinen eigenen weiteren Weg sehr wichtig waren:

⇨ Wenn ich erkannt habe, dass etwas nicht gut für mich ist, dann muss ich handeln und es abstellen.

⇨ Es ist nicht gut, dass ich etwas nur zum Schein für andere tue, hinter dem ich selbst nicht voll und ganz stehe. Damit würde ich mich nur selbst belügen. Und wenn es dabei noch um meinen Glauben und meine direkte Beziehung zu Gott geht, würde ich sogar meinen Glauben verraten und Gott belügen.

⇨ In so einer wichtigen Frage wie meiner direkten Beziehung zu Gott kann ich es mir einfach nicht leisten, auf die Meinung anderer Rücksicht zu nehmen. Wenn es um meinen Glauben und meine direkte Beziehung zu Gott geht, sind jegliche Kompromisse fehl am Platz. Entweder stehe ich zu meiner Entscheidung oder nicht.

⇨ Nur wenn ich mir selbst treu und ehrlich gegenüber bin, kann ich auch für Hilfesuchende glaubwürdig, authentisch und eine wirkliche Hilfe sein.

Auf den ersten Blick beziehen sich obige Punkte nur auf mich selbst und auf mein persönliches Verhältnis zu Gott. Tatsächlich kann sich mein Verhalten aber auch sehr weitreichend auf andere Menschen auswirken.

Unabhängig davon, ob und was es mit dem *„Herunterfahren des Hauptmeridians durch das Kreuzzeichen"* überhaupt auf sich hat, möchte ich bei diesem Beispiel bleiben. Daran lässt sich schön zeigen, dass es um noch viel mehr gehen kann, als nur um mich selbst.
Was würde es denn genau bedeuten, wenn ich das Kreuzzeichen nur zur Show für die anderen machte und nur meinen eigenen Hauptmeridian wieder hochfahren würde?

Ich gäbe den anderen das Gefühl, dass ich dazugehören, dasselbe wie sie denken und es somit für gut befinden würde. Das genaue Gegenteil wäre aber der Fall. Für die anderen, die ihren Glauben auch sehr ernst nehmen, könnte das sehr beleidigend sein.

Des Weiteren würde ich billigend in Kauf nehmen, dass sich die anderen aus Unwissenheit weiterhin Schaden zufügten. Etwas härter formuliert wäre mein Nichthandeln bzw. mein Schweigen eine Art unterlassene Hilfeleistung.

Noch kritischer wäre das alles zu sehen, wenn ich gleichzeitig vorgäbe, anderen Menschen auf ihrem Weg des Glaubens und der Spiritualität weiterhelfen zu können. Wie sollte das gehen, wenn ich für mich selbst noch keine klare Linie gefunden hätte?

Das Thema „Konsequenz" bezieht sich aber nicht nur auf große Themen wie Kirche, Glaube und das, was die anderen über einen denken könnten. Dieses Thema ist auch in ganz alltäglichen Situationen von großer Bedeutung.

In meiner Heilerausbildung hatte ich unter anderem gelernt, wie man Lebensmittel energetisieren, geschmackvoller und verträglicher machen kann. Auch für den Fall, dass es nur eine Selbsttäuschung war, der damals von mir energetisierte Orangensaft schien wirklich milder zu sein und schmeckte mir auch besser. Wenn es bei solchen Praktiken nur um den Geschmack ginge, könnte das vielleicht noch in Ordnung sein. Wenn aber die Absicht dahintersteht, lediglich eine negative Eigenschaft zu mildern, macht das aus meiner Sicht absolut keinen Sinn mehr!

⇨ Wenn ich weiß, dass Kaffee nicht gut für mich ist, dann trinke ich keinen Kaffee mehr und fange nicht an, ihn zu energetisieren.

⇨ Wenn ich weiß, dass Rauchen schlecht für mich ist, dann höre ich damit auf und fange nicht an, meine Zigaretten vor dem Rauchen zu behandeln.

⇨ Wenn ich weiß, dass 2 Tüten Chips und 5 Bier pro Abend vorm Fernseher meiner Gesundheit schaden, dann stelle ich meine Ernährung um und fange nicht an, meine Chips und das Bier in eine andere Schwingung zu transformieren.

⇨ Wenn ich weiß, dass mir bestimmte Handlungen nicht guttun, dann mache ich sie nicht mehr und denke mir nicht Methoden aus, welche die Wirkung dieser Handlungen aufheben.

Ein „Verträglicher machen" von schlechten Dingen, Gewohnheiten, Süchten und Giften fordert ja gerade dazu auf, genau so weiterzumachen wie bisher. Man richtet sich so lediglich etwas langsamer zu Grunde. Aber irgendwann steht man dann doch vor den unausweichlichen Folgen seiner Inkonsequenz.
Die eigentlichen Ursachen werden so jedenfalls nicht angegangen und beseitigt.

In Gesprächen mit Energiearbeitern versuchen diese meistens ihre Methoden und „Energien" zu verteidigen. Noch einige Wochen nach meiner eigenen Praxiseröffnung hätte ich wahrscheinlich genauso reagiert und argumentiert wie sie. Es gibt jedoch eine ganz einfache Möglichkeit, um den Unterschied zwischen den Methoden und Techniken der Energiearbeit und dem direkten Weg zu Gott zu erkennen. Man muss sich einfach nur fragen, ob das, was mit den Methoden und Techniken der Energiearbeit möglich ist, auch Gott machen würde, wenn man ihn darum bitten würde.
Um bei den vorherigen Beispielen zu bleiben, könnten diese Fragen so lauten:

„Kann ich mit Gottes Hilfe Kaffee so behandeln, dass er für mich verträglicher und weniger schädlich ist?"

„Wenn ich Gott darum bäte, dass er meine Zigaretten weniger giftig für mich macht, würde er es tun?“

Für Menschen, die mit Energiearbeit bisher keine Berührungspunkte hatten, könnte sich das Thema Konsequenz so darstellen:

⇨ Wenn ich weiß, dass Kaffee nicht gut für mich ist, dann trinke ich keinen Kaffee mehr und fange nicht an, die daraus resultierenden Probleme wie beispielsweise Bluthochdruck mit Tabletten zu behandeln.

⇨ Wenn ich weiß, dass Rauchen schlecht für mich ist, dann höre ich damit auf und rede mir nicht ein, dass ich ja sonst keine Laster habe.

⇨ Wenn ich weiß, dass 2 Tüten Chips und 5 Bier pro Abend vorm Fernseher meiner Gesundheit schaden, dann stelle ich meine Ernährung sofort um und verschiebe meinen guten Vorsatz nicht erneut auf den nächsten Neujahrstag.

Fazit

Meiner Meinung nach ist es auf dem direkten Weg zu Gott absolut erforderlich, konsequent zu sein. Denn hierbei geht es nur um mich und Gott und um unsere direkte Beziehung. Die anderen Menschen spielen dabei eine untergeordnete Rolle. Es ist unerheblich, was sie über mich reden oder mich denken könnten.
Mit einem inkonsequenten Verhalten kann ich bestenfalls meine Mitmenschen täuschen, aber weder Gott noch mich selbst hinters Licht führen.

Und auch im täglichen Leben ist es wichtig, konsequent zu sein. Besonders dann, wenn es um die eigene Gesundheit geht.

Man muss nicht alles wissen

Zahlreiche körperliche und seelische Beschwerden können auf negative Erlebnisse aus der Vergangenheit zurückzuführen sein. In vielen Heilmethoden ist immer wieder die Rede davon, dass man seine Vergangenheit aufarbeiten und sich ihr stellen müsse. Teilweise ist das für die betreffende Person nicht nur schwer und schmerzhaft, sondern oft auch ein sehr langwieriger Prozess.

Die Behandlungsmethoden reichen von Therapiesitzungen über energetische Behandlungen, Rückführungen und Familienaufstellungen bis hin zu Methoden, in denen das Geschehene nochmals durchlebt wird. Teilweise erfolgt dies in einer sehr realistischen Weise. Um dabei nicht einen zusätzlichen Schaden zu erleiden, ist gerade bei Letzterem auf die Fähigkeiten und Erfahrungen des Therapeuten zu achten. Der Aufwand, der durch obige Methoden betrieben wird, ist teilweise sehr hoch und kompliziert.

Der Lösungsansatz, den ich auf meinem direkten Weg zu Gott kennengelernt habe, ist viel einfacher, entspannter, sehr liebevoll und sehr schnell. Man kann die alten Sorgen und Probleme einfach über Bord werfen, abhaken und vergessen. Vielleicht liegt es daran, dass Gott gar nicht möchte, dass sich die Menschen lange und aufwendig mit den alten krankmachenden Dingen beschäftigen und sich ihre alten Wunden immer wieder aufs Neue aufreißen.
So bleibt auch viel mehr Zeit übrig für die wesentlichen, wichtigen und schönen Dinge des Lebens.

Aus den Gesprächen mit meinen Klienten, in denen ersichtlich wurde, dass die Ursache für ein Problem in der Vergangenheit zu finden war, hatte sich die folgende entscheidende Frage herauskristallisiert. Sie lautete:

„Muss ich überhaupt genau wissen, worum es geht?"

Die Antwort auf diese Frage war und ist in fast allen Fällen ein kurzes und eindeutiges NEIN. Manchmal fangen die Klienten aber auch an zu erzählen, warum sie es nicht wissen müssen und dass sie das Thema jetzt endgültig abhaken können.
In der Regel ist mit der Antwort, dass man nicht tiefer in das Thema einsteigen muss, die Ursache für die Beschwerden oder das Problem auch gleich gelöst. Um dies zu überprüfen, kann eine weitere einfache Frage gestellt werden:

„Ist die Ursache jetzt gelöst?"

Bei einem JA ist das Thema damit erledigt.
Bei einem NEIN folgt die Auflösung der Ursache.

Das Auflösen von Ursachen

Zur Auflösung einer Ursache versucht man in Liebe an die jeweilige Situation zu denken. In Fällen, wo man sich mit der Liebe schwertut, kann man auch einfach nur an sich selbst denken und sich vorstellen, dass die Ursache nun abgehakt ist und keinen negativen Einfluss mehr auf das zukünftige Leben haben wird. Man stellt sich vor, wie sich die belastenden Dinge, je nach Thema und Situation, in Liebe, Wohlgefallen oder Gleichgültigkeit auflösen. In dem Moment, in dem sich ein Gefühl von Glück, Freude, Erleichterung, Wärme, Liebe oder ähnliches einstellt, ist die Ursache endgültig aufgelöst. Man spürt es einfach.
Ich habe allerdings auch Fälle erlebt, da schien es den Menschen unmöglich zu sein, die Ursache in der zuvor beschriebenen Weise aufzulösen. Hier führte folgende Bitte zum gewünschten Erfolg:

„Ich bitte Gott, mir bei der Auflösung der Ursache zu helfen."

Spätestens nach dieser Bitte funktionierte es dann mit dem zuvor beschriebenen Schritt.

Auf diese einfache Weise, kann man sehr effektiv vielen alten Ballast entsorgen. Und hierbei handelt es sich wirklich um eine Entsorgung und nicht nur um eine vorübergehende Verdrängung.

Den bisherigen Weg aufräumen

Eines Abends fassten meine Frau und ich den Entschluss, unsere bisherigen Wege genauer zu betrachten. Schließlich wollten wir auf unserem neuen, direkten Weg zu Gott möglichst schnell vorankommen. Aber zahlreiche Kleinigkeiten aus der Vergangenheit schienen uns immer wieder auszubremsen.
Zunächst stellten wir uns unsere bisherigen Wege vor. Wir taten das zwar gleichzeitig, aber jeder für sich alleine für seinen eigenen Weg. Wenn jemandem von uns eine Idee in den Sinn kam, haben wir kurz darüber gesprochen und dann jeder für sich die Idee umgesetzt. Das Nachfolgende stellt diesen Prozess aus meiner persönlichen Sicht dar.

Ich stellte mich hin, schloss meine Augen und versuchte, meinen Weg zu sehen. Ich befand mich auf einem schmalen langen Weg, der wie ein Feldweg aussah. Vor mir und hinter mir lagen viele Stolpersteine, Knüppel, Unrat und Kartons auf dem Weg. Die Kartons sahen wie große verschlossene Umzugskartons aus.
Auf dem Rücken trug ich einen schweren Rucksack, der mich sehr drückte, und in beiden Händen hielt ich große Koffer und mehrere Taschen. Plötzlich lösten sich all diese Dinge in Luft auf. Ich fühlte mich viel freier und erleichtert. Mein Weg sah nun viel ordentlicher, freundlicher und übersichtlicher aus.

So ähnlich stellte ich mir im Nachhinein meine persönliche Ausrichtung nach Gott vor, bei der sehr viel alter unnötiger Ballast entsorgt wurde, ohne dass ich ihn mir nochmals genauer anschauen musste.

Jetzt konnte ich mir einen viel besseren Überblick über meinen Weg verschaffen. In Gedanken drehte ich mich um und sah, dass ich an einem Seil einen Bollerwagen hinter mir herzog. In diesem Wagen saßen mehrere Personen, die sich angeregt und vergnügt miteinander unterhielten, mich aber gar nicht weiter beachteten. Einige Gesichter konnte ich sogar erkennen.
Nun gut. Wenn ich nichts mehr mit diesen Personen zu tun hatte, musste ich sie auch nicht mehr hinter mir herziehen oder an ihnen festhalten. Ich trennte mich energetisch von ihnen. Dazu stellte ich mir vor, wie einer nach dem anderen aus dem Bollerwagen ausstieg und jeder in eine andere Richtung fortlief. Und damit es sich auch niemand mehr in dem Bollerwagen bequem machen konnte, ließ ich das Seil einfach fallen. In diesem Moment spürte ich, dass dieses Thema erledigt und abgehakt war. Um auf Nummer sicher zu gehen, fragte ich nach, ob dieser Punkt wirklich erledigt sei, oder ob diesbezüglich noch etwas zu machen sei. Ja, es war alles getan.

Als ich mich wieder nach hinten umdrehte, war auch der Bollerwagen verschwunden. Dafür sah ich weiter hinten auf dem Weg Menschen stehen, die mir wütend nachwinkten, teilweise ihre Fäuste hoben oder mir einfach nur enttäuscht nachschauten. Das waren Menschen, denen ich in der Vergangenheit wohl Unrecht getan, die ich beleidigt oder enttäuscht hatte.
In Gedanken entschuldigte ich mich bei all diesen Menschen und bat sie um Verzeihung. Sie lächelten mich an, drehten sich um und verschwanden in der Ferne.
Als sie alle weg waren, machte sich erneut eine große Erleichterung in mir breit. Auch dieses Thema war damit erledigt.

Der Weg hinter mir war schon ganz kurz geworden und es stand da nur noch eine Kiste mit der Aufschrift „Familie & Freunde“. Unsere Nachfrage ergab, dass es gut wäre, uns auch von ihnen energetisch zu trennen, inklusive von dem eigenen Ehepartner, den eigenen Kindern und allen anderen uns nahestehenden Personen. Zunächst schockierte uns dieser Gedanke.
Warum sollte ich mich energetisch von meiner Frau oder meinen Kindern trennen? Es ging dabei aber nicht darum, Beziehungen abzubrechen oder sich von anderen Menschen zu distanzieren.
Vielmehr ging es um die Auflösung von gegenseitig einschränkenden Bindungen, der Auflösung von Erinnerungen an alte Streitigkeiten, Konflikte usw.
Es ging darum, sich selbst und den anderen wieder den nötigen Freiraum zurückzugeben, der für ein eigenständiges Leben und eine direkte Ausrichtung nach Gott erforderlich ist.

Ich löste mich gedanklich von allen Bindungen und Energien, die sich in der Kiste „Familie & Freunde“ befanden und nicht gut für mich oder die anderen waren. Die guten Bindungen und Energien blieben unangetastet. Für mich war das ein einziger Vorgang. Ich schaute mir den Inhalt der Kiste gar nicht genauer an. Schließlich sollte es ja schnell gehen.
Bereits nach wenigen Sekunden spürte ich schon, dass alles erledigt war. Der Weg hinter mir war vollkommen verschwunden und ich fühlte mich richtig frei.

Das sagte ich auch so meiner Frau, die es bei sich ähnlich empfunden hatte. Allerdings war ihr Weg vollkommen aufgelöst – sowohl hinter ihr, als auch vor ihr. Sie sagte, dass sie wie auf einer Wolke stehen würde.
Bei mir war das anders. Ich sah meinen alten Weg noch vor mir. Meine Frau fragte mich ganz verwundert, warum ich den vorderen Teil des Weges nicht auch gleich aufgeräumt hätte.
Ich hatte mich wohl zu sehr auf das hinter mir liegende konzentriert und dabei die andere Seite ganz vergessen.

Also betrachtete ich mir jetzt das, was sich noch vor mir auf meinem alten Weg abspielte.
Da waren doch tatsächlich Menschen zu sehen, die vor mir herliefen, die ich aber nicht einholen konnte. Und dieses Mal war ich es, der ihnen teilweise wütend, enttäuscht oder traurig nachschaute. Und ich trug ihnen irgendetwas in meinen Händen hinterher.
Darum ging es also. Ich hatte mich zwar bei den Menschen auf dem Weg hinter mir entschuldigt, aber es gab auch noch Menschen, denen ich selbst gegenüber noch nachtragend war.

So verzieh ich allen Menschen, die mich in irgendeiner Weise irgendwann einmal verletzt haben könnten. Dabei war es mir völlig egal, ob ich zu Recht auf diese Menschen hätte wütend sein können. Mich interessierte auch nicht, wer diese Menschen im Einzelnen waren und warum sie sich auf meinem Weg befanden. Ich wollte sie einfach nur schnellstmöglich ziehen lassen, damit auch ich meinen alten Weg verlassen konnte. Dies war für mich erforderlich, um auf den neuen direkten Weg zu Gott zu gelangen.
Nach kurzer Zeit stellte sich wieder ein wunderbares und sehr liebevolles Gefühl von Freiheit und Leichtigkeit ein. Jetzt schwebte ich ebenfalls wie auf einer Wolke, und von meinem alten Weg war nichts mehr zu sehen.

Weil wir selbst keine Anleitung hatten und uns viele Sachen erst überlegen und herausfinden mussten, hatte dieser Prozess fast zwei Stunden gedauert. Uns selbst kam es aber nur wie wenige Minuten vor. Das Gefühl, zum Schluss wie auf einer Wolke zu schweben und seinen alten Weg aufgeräumt zu haben und verlassen zu können, war richtig schön.

Einweihungen rückgängig machen

Dieser Punkt richtet sich an Energiearbeiter, die sich von Ihren energetischen Einweihungen und Bindungen trennen möchten. Wenn Sie bei Ihrer Ausrichtung nach Gott bereits komplett mit der Energiearbeit abgeschlossen hatten, ist die vollständige Entfernung von energetischen Einweihungen – zusammen mit dem anderen Ballast – schon erfolgt. Wenn Sie sich nicht sicher sind, fragen sie einfach nach, ob Sie diesbezüglich noch etwas unternehmen müssen.

Sollten Sie sich noch ein Hintertürchen zur Energiearbeit offengehalten haben, das Sie nun endgültig schließen wollen, dann tun Sie es einfach. Sie benötigen dabei keinerlei Hilfe aus der „geistigen Welt“, von anderen „Energiearbeitern“ oder christlichen Seelsorgern. Das macht genauso wenig Sinn, als wenn Sie einen Bischof beim Ausfüllen Ihres Kirchenaustrittsformulars um Hilfe bitten würden. Lassen Sie sich nicht einreden, dass das Lösen von Einweihungen kompliziert und nur mit professioneller Hilfe oder gar gegen Geld möglich sei.

Ich selbst habe mich von meinen energetischen Heilmethoden, Energien und Einweihungen wie folgt getrennt:

Ich prüfte, ob ich bestimmte Dinge meiner Geistheilertätigkeit jemals wieder brauchen würde und bedankte mich bei den Dingen, an denen ich Freude hatte und die für mich in irgendeiner Weise wichtig waren. Schließlich hatte ich ja keine negativen oder üblen Erfahrungen damit gemacht. Vielmehr hatten sie mich auf den direkten Weg zu Gott gebracht.
Danach trennte ich mich gedanklich von allen Bindungen, Einweihungen, Symbolen, Energien, Lehrern, Meistern usw.
Ich schickte alles weg, was nicht zu mir gehörte und mich von Gott fernhalten könnte.

Zum Schluss folgte auch die Vernichtung meiner schriftlichen Unterlagen, Notizen, Urkunden usw.
Einzig die Rechnungen hob ich für das Finanzamt noch auf.

Diese Trennung dauerte etwa 3 Stunden. Ich prüfte jedes einzelne Blatt meiner Unterlagen und Notizen, die Urkunden, die Heilfolien und auch die Karten mit den Symbolen und schredderte sie dann.
Ich hätte auch alles auf einmal in die Mülltonne werfen können. Aber dann hätte ich den Vorgang nicht so lange genießen können. Denn für mich war damit nicht nur die Trennung von der Geistheilung verbunden. Vielmehr bestärkte mich jeder einzelne Schritt dieses Vorgangs in meiner neuen Ausrichtung nach Gott.

Mit der Vernichtung aller Geistheilerunterlagen verschloss ich nicht nur mögliche Hintertüren, die mich in die „geistige Welt" hätten zurückführen können, sondern ich vernichtete diese Türen komplett. Obwohl diese Türen einen Wert von mehreren Tausend Euros hatten, hat es mir einfach nur gut getan und sogar Freude bereitet. Ich hatte mich ja bereits für einen anderen Weg entschieden, und ich sah das eher als ein Dankeschön für das Finden des neuen Weges an.
Sicherlich ist solch ein Aufwand nicht zwingend erforderlich. Ein laut ausgesprochener Satz, wie etwa der folgende, kann auch ausreichen:

„Lieber Gott, ich trenne mich jetzt von allen energetischen Bindungen, Symbolen, Einweihungen und allen anderen Dingen, die zwischen Dir und mir stehen."

Das Entscheidende dabei ist Ihr persönlicher Entschluss und Wille. Und mit dem lauten Aussprechen geben Sie Ihrem Willen eine Stimme, dem nichts und niemand etwas entgegenzusetzen hat. Alle Bindungen und Einweihungen sind damit aufgelöst.

Hausentstörung und -entstrahlung

Ein weiterer wichtiger Bestandteil in meiner damaligen Praxisarbeit war die Entstörung und Entstrahlung von Wohnungen, Häusern und Arbeitsplätzen.

Um es kurz zu machen: Derartige Anstrengungen durch Dritte sind nicht mehr erforderlich. Mit Ihrer persönlichen Ausrichtung nach Gott haben Sie Gott wieder einen Platz in Ihrem Leben gegeben. Und Ihr Leben findet nun mal auch in Ihrem Zuhause statt. Wo Gott erwünscht ist, haben negative Schwingungen und Energien, ganz gleich welcher Herkunft, keinen Platz und somit auch keinerlei Wirkung mehr.

Ob in dem Zusammenhang mit Ihrer Ausrichtung nach Gott automatisch auch eine Veränderung an Ihrem Arbeitsplatz einhergeht, kann ich pauschal nicht sagen. Zu unterschiedlich können die Arbeitsplätze sein. Handelt es sich bei dem Arbeitsplatz beispielsweise um einen Kindergarten oder um einen Schlachthof, um eine Schule oder um eine Waffenfabrik.

Wenn Sie Ihre Ausrichtung nach Gott gemacht haben, können Sie ganz leicht feststellen, ob auch Ihr Arbeitsplatz eine Veränderung erfahren hat. Fragen sie einfach nach.

Wenn Probleme anderer einen selbst krank machen

Recht häufig kommt es vor, dass Menschen Probleme und Krankheiten anderer zu ihren eigenen Problemen und Krankheiten machen. So etwas kann ganz schnell bewusst oder unbewusst geschehen oder sich allmählich über einen längeren Zeitraum entwickeln. Unabhängig davon, kann man sich jedoch ganz schnell wieder davon lösen.

Ich musste auch erst lernen, dass die Probleme anderer ausschließlich deren Probleme sind und ich niemanden dazu zwingen kann, gesund werden zu wollen oder neue Wege auszuprobieren. Eine Zeit lang fiel mir das gerade bei Personen schwer, die mir besonders nahestanden, und ich ärgerte mich über ihr Verhalten. Nicht etwa, weil sie nicht zu mir oder in meine Praxis kamen, sondern weil sie sich teilweise heute noch mit ihren Schmerzen herumquälen. Dabei kann die Lösung so einfach sein.

Früher taten Sie mir leid, wenn ich sie sah.
Aber das wiederum tat mir selbst gar nicht gut.
Heute sehe ich das viel gelassener und denke mir:

„Wenn sie meine Hilfe nicht in Anspruch nehmen möchten, ist das ganz alleine ihre persönliche Entscheidung, zwingen kann ich sie nicht. Wenn sie mich brauchen, bin ich für sie da. Bis dahin kümmere ich mich um die Menschen, die meine Unterstützung wünschen.“

In diesen Fällen war die Ursache für meinen Ärger und meinen Frust ganz offensichtlich zu erkennen.
Das ist aber nicht immer so einfach, wie die nächsten Beispiele zeigen.

Beispiel: Duftkerzen

Der Flur und der Vorraum in dem Gebäude, in dem sich meine damalige Praxis befand, waren mit dem Geruch von Duftkerzen durchzogen. Darauf hatte ich selbst keinen Einfluss. In der Pause einer meiner Kurse erzählte mir eine Teilnehmerin, dass sie solche Düfte gar nicht mag. Besonders der Duft auf dem Flur machte ihr zu schaffen. Nicht, dass ihr davon übel wurde, sie empfand ihn eher als unangenehm und bedrückend.
Fast beiläufig sagte sie:

„Diesen Duft konnte meine Mutter schon nicht riechen.“

Ohne groß nachzudenken, platzte folgende Frage aus mir heraus:

„Ist es dein Unwohlsein oder das deiner Mutter?“

Und damit hatte ich bei ihr einen wunden Punkt getroffen.
Die Teilnehmerin hatte noch eine sehr starke Bindung zu Ihrer längst verstorbenen Mutter. Diese Bindung tat ihr offensichtlich nicht gut. Ich empfahl ihr, dass sie sich energetisch von ihrer Mutter trennen sollte. Das würde nicht bedeuten, dass sie ihre Mutter „gedanklich entsorgen“ oder aus ihrem Gedächtnis streichen müsste. Sie könne aber das, was zu ihrer Mutter gehörte, ihr zurückgeben. Sie müsse die Probleme, die ihre Mutter einst hatte, nicht für sie weitertragen. Sie sagte, dass sie das nicht könne. Es sei doch ihre Mutter gewesen, die so viel für sie getan hatte.

Ich gab ihr einige einfache Fragen vor, die sie sich selbst stellen und auch gleich beantworten sollte. Im Folgenden habe ich diese Fragen aus der Sicht der Kursteilnehmerin in der Ich-Form aufgeschrieben. Ihre jeweiligen Antworten kamen unverzüglich und stehen gleich im Anschluss an die Fragen.

- *Reagiere ich persönlich auf den Duft? – Nein.*

- *Reagiert irgendetwas anderes in mir auf den Duft? – Ja.*
- *Hängt das mit meiner Mutter zusammen? – Ja.*
  (Der Kursteilnehmerin kam das Wort „Erinnerung" in den Sinn.)
- *Hängt die Reaktion mit meinen eigenen Erinnerungen zusammen? – Nein.*
- *Hängt die Reaktion mit den Erinnerungen meiner Mutter zusammen? – Ja.*
- *Muss ich wissen, was das für Erinnerungen sind? – Nein.*
- *Ist es gut für mich, dass ich so reagiere? – Nein.*
- *Mache ich die Erinnerungen meiner Mutter zu meinen eigenen? – Ja.*
- *Ist es gut, wenn ich die Erinnerungen meiner Mutter zu meinen eigenen Erinnerungen mache? – Nein.*
- *Würde meine Mutter wollen, dass ich so reagiere? – Nein.*
- *Würde meine Mutter wollen, dass ich mich von diesem Duft und ihren Erinnerungen löse? – Ja.*
- *Kann ich mich hier und jetzt davon befreien? – Ja.*

Mit der letzten Frage war auch schon alles erledigt. Sie musste diesbezüglich nichts mehr unternehmen und fühlte sich sehr erleichtert. Auch der Duft störte sie nicht mehr.

Für eine Heilung kann allein die Erkenntnis ausreichen, dass man sich von Lasten und Sorgen anderer lösen kann, lösen darf und auch lösen sollte.

Beispiel: Herz- und Augenprobleme

In einer größeren Familie hatten fast alle männlichen Familienmitglieder mit Herzproblemen zu tun, während bei den Frauen gehäuft Augenprobleme auftraten. Bei der Erforschung der Ursachen wurde dabei konsequent den aufkommenden Gedanken nachgegangen. Durch sofortiges Nachfragen, ob der jeweilige Gedanke etwas mit der Ursache zu tun hatte oder nicht, war die Ursache recht schnell gefunden.

Die Ursache für obige Probleme war folgende:
Die Familie wurde gegen Ende des 2. Weltkriegs aus ihrer Heimat vertrieben. Einige der Kinder kamen erst in der neuen Heimat zur Welt. Der Vater hatte die Vertreibung aus seiner alten Heimat nie verkraftet und starb letztendlich an einem gebrochenen Herzen. Die Mutter wiederum weinte viel, weil sie ihrem Mann bezüglich seiner Herzschmerzen nicht helfen konnte. Die Kinder, die an die Heimat ihrer Eltern kaum eine Erinnerung hatten oder gar nicht haben konnten, hatten die Herzschmerzen des Vaters (Herzprobleme) und das Weinen der Mutter (Augenprobleme) übernommen. Sogar auf einige Enkelkinder hatten sich diese Probleme übertragen.

In diesem Fall müssen die Kinder und Enkelkinder verstehen, dass die Ursache für ihre Herz- und Augenprobleme gar nicht bei ihnen selbst liegen, sondern ihnen lediglich „vererbt" wurden. Solche „Vererbungen" geschehen sicherlich nicht absichtlich. Gerade als Elternteil achtet man doch sehr darauf, jegliche Sorgen von seinen Kindern fernzuhalten und seine Probleme nicht an sie weiterzugeben. Und dennoch kann es zu solchen „Vererbungen" kommen.

Zur Auflösung dieser Ursachen muss man lediglich dieses „Erbe" ausschlagen. Als Anregung hierzu können die Fragen des vorherigen Beispiels mit den Duftkerzen dienen.

Sich ausnutzen lassen

Das folgende Thema ist bei meinen Klienten schon sehr oft die Ursache für allerlei körperliche Beschwerden gewesen. In einem Fall klagte ein Klient über massive Rückenprobleme und darüber, dass er nicht mehr durchatmen könne.
Es ging ihm wirklich schlecht und die Ärzte hätten bisher auch nichts finden können. Deshalb suchte er nun den Kontakt zu einem Geistheiler und erkundigte sich bei mir explizit nach einer Wirbelsäulenaufrichtung. Meine Praxis hatte ich zu diesem Zeitpunkt bereits geschlossen, und ich erklärte ihm kurz, warum ich selbst keine Behandlungen mehr durchführte. Wenn er wollte, könnte er einen anderen Weg ausprobieren. Hierzu bräuchte er lediglich ein paar einfache Fragen mit „JA“ oder „NEIN“ zu beantworten. Er wollte das gerne ausprobieren und seine Antworten kamen auch wie aus der Pistole geschossen.

Wenn ich in einem Klientengespräch wie diesem Fragen formuliere, sind es ganz einfache Fragen, die sich mit JA oder NEIN beantworten lassen. Alle weiteren Fragen ergeben sich dabei wie von selbst aus den vorherigen Antworten oder beiläufigen Anmerkungen des Klienten.

Im Folgenden habe ich solch ein typisches Klientengespräch etwas ausführlicher aufgeschrieben:

- *Sind die Rückenprobleme körperlicher Natur? – Nein.*
- *Sind die Rückenprobleme energetischer Natur? – Ja.*
- *Kann dir ein Geistheiler oder eine andere Person durch eine Behandlung helfen? – Nein.*
- *Kann dir eine Wirbelsäulenaufrichtung helfen? – Nein.*
- *Kannst du dir helfen? – Ja.*
- *Kannst NUR du dir helfen? – Ja.*

- *Trägst du eine Last mit dir herum, die dich niederdrückt und die dir die Luft zum Atmen raubt? – Ja.*
- *Ist das deine eigene Last? – Nein.*
- *Ist das eine Last von anderen? – Ja.*
- *Du trägst also eine Last für andere herum? – Ja.*
- *Hast du eine Vorstellung, wessen Last das sein könnte?* (Er nannte mir sofort die in Frage kommenden Personen und erzählte von deren Problemen, die er ganz offensichtlich zu seinen eigenen gemacht hatte.)
- *Spielen die genannten Personen eine Rolle bei deinen jetzigen gesundheitlichen Problemen? – Ja.*
- *Hängt die Ursache für deine Probleme damit zusammen, dass du deren Probleme und Sorgen zu deiner eigenen Last machst? – Ja.*
- *Gibt es noch eine andere Ursache für deine Probleme? – Nein.*
- *Die einzige Ursache ist also, dass du die Last für diese Menschen trägst? – Ja.*
- *Ist das gut für dich? – Nein.*
- *Ist das gut für die anderen, deren Last du trägst? – Ja.*
- *Ist es für die anderen deshalb gut, weil du sie dadurch vor Schaden bewahrst? – Nein.*
- *Ist es für die anderen deshalb gut, weil sie es dadurch bequemer und einfacher haben? – Ja.*
- *Musst Du die Last für die anderen tragen? – Nein.*
- *Würde es den anderen schaden, wenn du deren Last abwirfst? – Nein.*
- *Kannst du die Probleme der anderen überhaupt lösen? – Nein.*

- *Können sie selbst ihre Probleme lösen? – Ja, aber dafür müssten sie endlich selbst etwas tun, anstatt mir ständig die Ohren vollzujammern.*
- *Kann es sein, dass du ausgenutzt wirst? – Ja, teilweise schon.*
- *Kannst du eigentlich „Nein" sagen, wenn du um etwas gebeten wirst? – Nein.*
- *Ist das gut für dich, dass du nicht „Nein" sagen kannst? – Nein.*
- *Wäre es gut für dich, wenn du öfters mal „Nein" sagen würdest? – Ja.*
- *Kannst du „Nein" sagen? – Nein. Ich bin halt zu gutmütig.*
- *Möchtest du „Nein" sagen können? – Ich weiß nicht.*
- *Ist diese Gutmütigkeit gut für dich? – Nein.*
- *Macht dich diese Gutmütigkeit krank? – Ja.*
- *Ist diese Gutmütigkeit die Ursache für deine jetzigen Beschwerden? – Ja.*
- *Könnte man deine Gutmütigkeit in diesem Fall auch als Dummheit bezeichnen? – Absolut.* (Er lachte dabei.)
- *Darfst du dich zum Helfen entscheiden, wenn du helfen möchtest? – Ja.*
- *Darfst du deine Hilfe verweigern, wenn du absolut keinen Nerv oder keine Kraft dafür hast? – Ja.*
- *Würdest du deine Hilfe in solch einem Fall verweigern? – Nein. Ich hätte ein schlechtes Gewissen.*
- *Müsstest du ein schlechtes Gewissen haben? – Nein.*
- *Ist in diesem Zusammenhang ein schlechtes Gewissen gut für dich? – Nein.*
- *Hat die betreffende Person Alternativen zu dir? – Ja. Viele.*

- *Du stehst also auf der „Helfer-Liste“ ganz oben auf dem ersten Platz? – Ja.*
- *Warum? - Weil die anderen wissen, dass ich nicht „Nein“ sagen kann und sie sich weiteres Rumfragen sparen können.*
- *Ist es gut für dich, auf dem ersten Platz dieser Listen zu stehen? – Nein.*
- *Darfst du „Nein“ sagen, wenn es dir selbst nicht gut geht? – Ja.*
- *Angenommen die betreffende Person bräuchte jetzt im Moment wirklich ganz dringend deine Hilfe: Könntest du ihr in deinem jetzigen Zustand helfen? – Nein.*
- *Du müsstest also jetzt „Nein“ sagen, weil du zuvor immer nur „Ja“ gesagt hast, wo eigentlich ein „Nein“ deiner eigenen Gesundheit zu Liebe viel sinnvoller gewesen wäre? – Ja.*
- *Was ist dir wichtiger: deine eigene Gesundheit oder hin und wieder mal eine Hilfe auszuschlagen? – Meine Gesundheit.*
- *Könntest du jetzt „Nein“ sagen? – Ja.*
- *Möchtest du es auch können? – Ja.*
- ***Dann erlaube dir das ab sofort. Es ist ganz einfach: Streiche deinen Namen in Gedanken von dem ersten Platz auf der besagten „Helfer-Liste“. Das bedeutet keinesfalls, dass du ab sofort immer nur mit „Nein“ antworten musst. Wenn du helfen willst, tue es. Aber erlaube dir, auch „Nein“ sagen zu dürfen, wenn es dir nicht recht ist, es dir nicht guttun würde oder du weißt, dass du nur ausgenutzt würdest.***

Der letzte Punkt dauerte nur wenige Sekunden. Bereits während des Gespräches fiel mir auf, dass der Klient lockerer und freier wurde und bei manchen Fragen und Antworten sogar lachen musste – ohne dabei Atemnot zu haben.

Anschließend konnte der Klient wieder richtig tief durchatmen und seine Rückenschmerzen waren fast vollständig verschwunden.

Im Prinzip hatte der Klient von mir nichts Neues erfahren, was er nicht schon selbst wusste. Deshalb konnte er auch meine Fragen so schnell und überzeugend beantworten.

Gerade diese „zu gutmütigen Menschen" haben ein sehr feines Gespür dafür, ob jemand tatsächlich auf ihre Hilfe angewiesen ist, oder ob jemand nur einmal mehr ihre Gutmütigkeit ausnutzen will. Sie wissen ganz genau um ihre Schwäche des „Nicht-Nein-Sagen-Könnens" und des „Sich-Ausnutzen-Lassens".
Ihnen ist jedoch nicht bewusst, dass diese scheinbar harmlose Schwäche die Ursache für die heftigsten gesundheitlichen und seelischen Beschwerden sein kann. Diese Erkenntnis ist für die meisten Menschen sehr erstaunlich und oft auch erschreckend zugleich.

Durch das „Nicht-Nein-Sagen-Können" schaden sie aber nicht nur sich selbst. Bekommt nämlich ein Hilfesuchender immer gleich die erwünschte Hilfe im Überfluss, wird er nie lernen können, auf eigenen Füßen zu stehen. Das ist aber wichtig, wenn irgendwann niemand da sein sollte, der ihm helfen könnte und er dann ganz auf sich alleine angewiesen wäre.

Natürlich darf und sollte man helfen, wenn es erforderlich ist. Dabei sollte der Betroffene stets aktiv mit einbezogen werden und das, was er selbst erledigen kann, auch selbst tun.
Die Begrenzung oder gar eine komplette Verweigerung einer Hilfe ist jedoch oftmals die bessere Art zu helfen. Sozusagen eine Hilfe zur Selbsthilfe. Beiden Seiten muss klar werden, dass jeder einzelne die Verantwortung für sich selbst auch selbst tragen muss und nicht von anderen tragen lässt.

Ablenkung und Sensationslust

Immer wieder begegnen einem Menschen, die glauben, über alles und jeden Bescheid wissen zu müssen. Und dieses Wissen behalten sie auch nicht für sich. Nein, das muss unaufhaltsam verbreitet werden, ob man es hören möchte oder nicht.
Sie sagen Dinge wie:

„Hast du schön gehört, welche Krankheit die ... hat? Stell dir vor, dem ... haben die Ärzte das linke Bein abnehmen müssen. Außerdem ist der Vater einer Arbeitskollegin meiner Nachbarin gestorben, und er hatte ein uneheliches Kind, was nun auch was vom Erbe haben will. Geht das überhaupt? ...“

Und wer nicht so viele Menschen kennt, der regt sich über die dramatischen und oft frei erfundenen und billig produzierten Geschichten aus diversen Fernsehserien auf:

„Ich habe gestern eine Sendung gesehen – das war ganz schlimm. Wenn ich mir vorstelle, dass das mir oder meinen Kindern passieren würde, wird mir ganz anders. ...“

Nichts für ungut. Aber vermutlich sind das dieselben Personen vor denen nach einem Unfall im Verkehrsfunk wie folgt gewarnt wird: *„... und in der Gegenrichtung sind es 18 km Stau wegen Schaulustiger!“*

Diese Schaulustigen steigern sich in die Krankheiten und Probleme anderer hinein und machen sie so ganz unbewusst zu ihren eigenen. Sie ahnen gar nicht, welche negativen Auswirkungen dieses Verhalten auf ihre eigene Gesundheit haben kann.
Die Folgen können ebenso drastisch sein, wie die Beschwerden des Mannes aus dem vorherigen Beispiel „Sich ausnutzen lassen“.

Für die eigene Gesundheit ist es viel sinnvoller, sich vorzustellen, vollkommen gesund zu sein. Solche Gedanken heilen.

Albträume abstellen

Jahrelang hatte ich regelmäßig ein und denselben Albtraum. Er war nicht besonders gruselig oder aufregend, eher langweilig, reichte aber aus, um mich mit einem sehr unangenehmen und bedrückenden Gefühl wach werden zu lassen. Ich konnte mich auch immer sehr gut an den Traum erinnern. Irgendwann reichte es mir und ich beschloss, mich endlich dem Thema dieses Albtraums zu stellen und hoffte, ihn so ein für alle Mal abstellen zu können.
Und tatsächlich funktionierte es, und es war auch viel einfacher, als ich gedacht hatte.

Ich stellte mir folgende Fragen:

- *Hat dieser Traum irgendeine Bedeutung für mich? – Nein.*
- *Nutzt mir dieser Traum? – Nein.*
- *Soll mir dieser Traum irgendetwas sagen? – Nein.*
- *Schadet mir dieser Traum? – Ja.*
- *Kann ich den Traum jetzt ein für alle Mal abstellen? – Ja.*
- *Wie soll das gehen? – Schon erledigt.*
- *Was, das war es schon? – Ja.*
- *Kann dieser Traum wiederkommen? – Nein.*
- *Ist jetzt wirklich alles erledigt? – Ja.*
- *Können noch andere Albträume kommen?* – Auf diese Frage bekam ich weder ein Ja noch ein Nein, vielmehr kam mir diese Gegenfrage in den Sinn: *„Willst du denn welche haben?"* Natürlich wollte ich das nicht. Also hakte ich dieses Thema einfach ab.
- *Gibt es noch etwas zu tun? – Ja. Lege dich wieder hin, und schlafe dich aus.*

So einfach war es wirklich. Seitdem hatte ich weder diesen, noch irgendeinen anderen Albtraum.

Mich wunderte es nicht, dass am nächsten Tag erstmalig eine Klientin auf mich zukam, die über einen Albtraum klagte. So konnte ich meine neuen Erkenntnisse umgehend an einer anderen Person ausprobieren. Ihr Traum handelte von einem Erlebnis aus dem Krieg.
Ich fragte sie, ob der Traum gut für sie sei, ob er ihr schaden würde, ob er eine Bedeutung für sie habe, und ob sie im Nachhinein irgendetwas an der Situation von damals ändern könnte. Die letzten beiden Fragen waren, ob sie ihren Albtraum abstellen möchte und jetzt abstellen kann. Beide beantwortete sie mit JA.
Auf ihre Frage, wie sie den Traum abstellen könnte, sagte ich ihr, dass Sie einfach liebevoll an die Situation aus dem Traum denken sollte. So lange, bis sie das Gefühl habe, dass es erledigt sei.
Das Ganze dauerte nur wenige Sekunden. Damit gehörte diese Sache der Vergangenheit an.
Etwa ein Jahr später bestätigte mir die Klientin auf meine Nachfrage hin, dass sie diesen Albtraum seit unserem Gespräch nicht mehr hatte.

Auch in zwei weiteren Fällen war die Vorgehensweise ebenso einfach. In einem Fall kam bei der Frage nach der Bedeutung des Traums als Antwort jedoch ein JA. Allerdings wurde die darauf folgende Frage, ob die Bedeutung des Traumes weiter ergründet werden müsste, mit einem NEIN beantwortet. Eine aufwendige Traumdeutung oder Aufarbeitung der Vergangenheit war nicht erforderlich.

Scheinbar reicht allein die Erkenntnis aus, dass ein Albtraum nicht gut für einen ist, und dass man ihn ganz einfach – so wie oben beschrieben – abstellen kann.

Ursachen erkennen

Wenn in unserer Familie gesundheitliche Probleme auftraten, haben wir uns weniger um das Problem gekümmert, sondern gleich nach den Ursachen gefragt. Eine Zeit lang war es so, dass wir zum Auflösen einer Ursache noch aktiv werden mussten. Das bedeutete in aller Regel, der Situation nochmals Aufmerksamkeit zu schenken und sie beispielsweise mit Liebe und guten Gedanken zu „entsorgen". Es kann aber auch Fälle geben, da sind Liebe und gute Gedanken für eine „Entsorgung" nicht ausreichend. Manchmal können auch sehr klare und bestimmende Worte erforderlich sein.

Mit der Zeit war das Behandeln der herausgefundenen Ursachen immer seltener nötig.
Das bloße Erkennen einer Ursache führte oft umgehend zu deren Auflösung und zur Beseitigung der damit verbundenen Symptome. In diesem Zusammenhang erinnere ich mich an ein recht schmerzliches Erlebnis.

Eines Tages hatte ich schlagartig das Gefühl, als hätte mir jemand ein Messer in den Rücken gerammt. Ich konnte mich nicht mehr aufrichten und auch nicht mehr durchatmen. Mein erster Gedanke war, dass das ein Hexenschuss sei.
Aber warum nur? Ich war mir keiner besonderen Bewegung bewusst, welche diesen Schmerz hätte auslösen können. Vor ein paar Jahren noch hätte ich zunächst versucht, mich in eine erträgliche Position (sitzend oder liegend) zu bringen, um dann den Hexenschuss auszukurieren.

Jetzt ging das anders. Innerhalb weniger Minuten wusste ich, dass der Schmerz keine körperliche Ursache hatte, sondern energetischer Natur war. Die Ursache hing mit einem Konflikt zwischen mir und einer mir nahestehenden Person zusammen.

Obwohl der Konflikt viele Jahre zurücklag und eher unbedeutend und vergessen schien, machte er sich auf eine solch heftige Weise bemerkbar. Unmittelbar nachdem ich die Ursache ausgemacht hatte, begann der Schmerz sich sehr rasch aufzulösen. Ich musste mich auch gar nicht weiter mit dem alten Konflikt auseinandersetzen. Einfach nur erkennen und fertig. Mehr war nicht nötig. Ich konnte mich wieder aufrichten und tief durchatmen, und etwa zwei Minuten später war ich wieder voll beweglich, so, als wäre nichts geschehen.
Skeptiker könnten nun sagen, dass das alles Einbildung war, und die Beschwerden auch so weggegangen wären. Das kann ich gut nachvollziehen, weil mir die rasche und einfache Auflösung der Schmerzen in diesem Moment selbst sehr suspekt vorkam.

Die Auswirkung auf andere

Was auch immer es mit diesem merkwürdigen Hexenschuss auf sich hatte, ich war froh, dass die Schmerzen wieder genauso schnell verschwanden, wie sie gekommen waren, und ich machte mir auch keine weiteren Gedanken mehr darüber – bis zum nächsten Morgen. Da rief mich genau die Person an, die an dem früheren Konflikt beteiligt war, welcher der Auslöser für den Hexenschuss vom Vortag war. Sie fragte mich, ob ich ihr eine Behandlung geschickt hätte. Als ich noch meine Praxis hatte, bat sie mich öfters um eine Fernbehandlung. Seit gestern wären ihre körperlichen Beschwerden einfach weg, und sie fühle sich richtig wohl. Bei der Frage nach dem genaueren Zeitpunkt stellte sich heraus, dass es der Zeitpunkt war, als sich bei mir der Hexenschuss auflöste.

Für mich war diese Erkenntnis nicht neu, da ich Ähnliches bereits bei der Arbeit mit anderen Menschen erlebt hatte. Die eigene Ausrichtung und die Arbeit an sich selbst können sich in beeindruckender Weise auch auf andere Menschen auswirken.

Dazu ein weiteres Beispiel:

Eine Frau rief mich an und bat mich um Hilfe. Ich erklärte ihr meine Sichtweise der möglichen Zusammenhänge und empfahl ihr, sich mit ihrer Bitte direkt an Gott zu wenden. Kurz darauf ging es ihr auch viel besser.

Nur, wie sollte sie diese Methode an ihre Tochter weitergeben, der es zu diesem Zeitpunkt auch sehr schlecht ging und die sich wegen psychischer Probleme in stationärer Behandlung befand? Ihre Tochter sei für Themen wie Gott und Glaube nicht zugänglich.
In diesem Moment hatte ich das Gefühl, dass es der Tochter allein durch die „Ausrichtung“ der Mutter schon besser ging.

Ich bat die Frau, dass sie sich die folgenden Fragen stellen möge: Sie sollte sich fragen, wie es ihrer Tochter vor ca. 15 Minuten – also kurz vor unserem Telefonat – ging. Ihre Antwort:

„Schlecht.“

Die Frage, wie es ihrer Tochter jetzt ginge, beantwortete sie mit:

„Jetzt geht es ihr gut.“

Diese beiden Antworten kamen aus ihrem ganz persönlichen Gefühl oder Wissen heraus. Zwei Tage später erhielt ich die Rückmeldung, dass es der Tochter seit dem Zeitpunkt unseres Telefonates tatsächlich deutlich besser ging.

Aufgrund dieser und anderer Erlebnisse bin ich fest davon überzeugt, dass sich all die Dinge, die jemand im Zusammenhang mit seiner Ausrichtung nach Gott für sich tut, sehr viel weitreichender auswirken, als es auf den ersten Blick erscheinen mag.

Etwa nach dem Motto: *„Möchtest du anderen etwas Gutes tun, fange bei dir selbst an.“*

Was im positiven Sinne funktioniert, funktioniert aber auch im negativen Sinne. Und das betrifft nicht nur die zwischenmenschlichen Beziehungen, sondern den Umgang mit der gesamten Schöpfung.

Aufschieben und Aufheben

Möchte man körperliche Beschwerden loswerden, stehen das Erkennen und die Beseitigung der Ursachen im Vordergrund.

Nun kann es allerdings vorkommen, dass die Beschwerden so heftig sind und einen derart einschränken, dass man sich selbst gar nicht dazu in der Lage sieht, lange und aufwendig nach den Ursachen zu forschen. Mir selbst ist das auch schon so ergangen und ich war froh, dass das dann meine Frau für mich übernehmen konnte. Es ist jedoch nicht immer jemand da, auf den zurückgegriffen werden kann, und das ist auch eigentlich nicht Sinn der Sache. Ein Mal konnte mir meine Frau zwar bei der Beseitigung der akuten Symptome helfen, aber die Ursache musste ich dann doch noch selbst herausfinden und auflösen.

Manche Symptome kommen auch zu den ungünstigsten Gelegenheiten. Man hat dann einfach keinen Nerv oder keine Zeit für eine Ursachenforschung.

Des Weiteren lassen sich die Ursachen mit einem klaren Kopf und in einer ruhigen und entspannten Atmosphäre auch viel einfacher ausfindig machen.

So unglaublich es klingen mag, aber es ist möglich, die Symptome energetischen Ursprungs umgehend abzustellen und die Ermittlung der Ursachen auf einen späteren Zeitpunkt zu verschieben.

Hier einige Beispielfragen, die ich mir in den oben geschilderten Situationen anfangs stellte.

- *Sind die Ursachen energetischer Natur?*
- *Muss ich die Ursachen kennen?*
- *Reicht es aus, wenn ich die Ursachen später in Erfahrung bringe?*
- *Kann ich die Symptome jetzt sofort abstellen, auch ohne die Ursachen zu kennen?*
- ...

Die „…“ stehen dabei für weitere Kontrollfragen. Ich habe geschrieben, dass ich mir obige Fragen „anfangs“ stellte. Da meine Antworten auf obige Fragen stets dieselben waren (JA), sind die Fragen irgendwann zu einer einzigen Frage verschmolzen, die aus nur einem Wort besteht: *„Später?“*. In den oben beschriebenen Situationen ist solch eine Kurzfassung sehr hilfreich.

Bei einem JA auf die Frage „Später?“ habe ich festgestellt, dass die Ermittlung der Ursachen möglichst zeitnah erfolgen sollte. Denn aufgeschoben ist nicht aufgehoben. Solange die Ursache noch nicht erkannt und aufgelöst wurde, wird sie sich sehr rasch wieder bemerkbar machen.

Bei einem NEIN auf die Frage „Später?“ verschwanden die Symptome vollständig oder wurden zumindest so erträglich, dass mir eine Ursachenermittlung möglich war, welche dann auch sehr rasch vonstatten ging.

Kein falsches Mitleid entwickeln

„Das tut mir aber Leid für dich!" oder *„Ich leide mit dir."* sind typische Redewendungen, die bei Gesprächen mit kranken Menschen oft zu hören sind.
Die Auswirkungen, die solche Floskeln mit sich bringen, können wirklich schwerwiegende Probleme zur Folge haben. Man sollte daher ganz genau auf seine Wortwahl achten.

Was bedeutet Mitleid? Ich leide mit einem anderen mit. Im schlimmsten Fall kann mich dieses Mitleiden selbst depressiv oder krank machen. Doch was soll es dem anderen oder mir bringen, wenn ich mich nun auch schlecht fühle? Warum soll es mir ein Leid antun, wenn jemand anderes etwas Negatives erlebt hat oder gerade durchlebt? Ich kann dem anderen doch viel besser helfen, wenn es mir gut geht und ich ihn aufmuntern kann und nicht wie ein Trauerkloß neben ihm am Bett sitze.
Vielleicht ist es dem anderen ja gar nicht recht, dass es mir oder weiteren Personen nun auch schlecht geht, und das zieht ihn nur noch mehr herunter.

Ganz gleich, um was für eine Situation es sich handelt – ob das Leid der betroffenen Person wie durch einen Schicksalsschlag entstanden ist oder eine Krankheit selbst verschuldet wurde – aus meinem Verständnis heraus ist es wichtig, sich ganz bewusst von dem Begriff „Mitleid" und dem Mitleiden zu distanzieren.
Auf diese Weise wird dem Leiden eine ganz eindeutige Grenze aufgezeigt. Ich lasse nicht zu, dass das Leid des anderen auf mich überspringt und mich mit herunterzieht. Nur so bin ich in der Lage, einen klaren Kopf zu behalten und mich um wichtige Dinge kümmern zu können, die für die Genesung des anderen erforderlich sind. Nur so kann ich eine wirkliche Hilfe und Unterstützung sein.
Mitleid ist nicht mit Mitgefühl zu verwechseln.

Vom Geistführer verabschiedet

Geistführer sind in der Heilerszene ganz wichtige Wesen, die einem mit Rat und Tat zur Seite stehen und einem auch den Weg weisen sollen.
Bei den praktischen Übungen während eines Seminars, in dem ich lernte, über andere und mich Informationen aus der „geistigen Welt" zu bekommen, erhielten auch andere Kursteilnehmer Informationen über mich. Ein sehr schönes Bild war das folgende:

Ich stand auf einem Hügel und schaute in die Ferne. Unten waren grüne Wälder und Täler zu sehen, oben der blaue Himmel. Neben mir stand ein großer alter weiser Mann und blickte mit mir in die Ferne, und es sah so aus, als ob er mir verschiedene Dinge zeigen und erklären würde. Wir waren nur von hinten zu sehen. Auf meine Nachfrage, wer der Mann sei, bekam mein Übungspartner die Antwort, dass das mein Geistführer sei.

Wow. Ich hatte einen eigenen Geistführer, der mir zur Seite stand und den ich um Hilfe bitten konnte. Er war groß und stark und konnte mich bestimmt beschützen. Das war schon ein besonderes Gefühl. An dieses Bild erinnerte ich mich immer wieder gerne zurück. Eines Tages kam ich mit meiner Frau auf ein Thema zu sprechen, das dann irgendwie in Richtung Geistführer abdriftete. An das ursprüngliche Thema kann ich mich gar nicht mehr erinnern. Wir merkten, dass das Thema „Geistführer" plötzlich sehr wichtig war, und das obige Bild war mir wieder sehr präsent.
Aber dieses Mal fühlte es sich ganz anders an. Ich fühlte mich sehr unwohl dabei.

Wir stellten einige Fragen und sind zu dem Ergebnis gekommen, dass die Vorstellung von Geistführern die Menschen bewusst

von einem direkten Kontakt mit Gott ablenken soll und daher nicht gut für sie ist. Und was in der Esoterikszene die Geistführer sind, sollen in der Kirche die Heiligen sein. Also trennte ich mich von meinem Geistführer. Dafür schickte ich ihn in Gedanken mit den Worten *„Geh weg!"* einfach fort.
Anschließend sah ich mich alleine auf dem Hügel stehen, und ich fühlte mich dabei ohne den Geistführer viel sicherer und stärker als jemals zuvor. Aber ich bin ja auch nicht alleine. Ich habe ja Gott als Ansprechpartner. Und da schließt sich der Kreis wieder.

Mit Gott an meiner Seite brauche ich weder Geistführer aus irgendwelchen „geistigen Welten" noch Heilige aus der Kirche. Ganz im Gegenteil. Der bevorzugte Platz dieser Geistführer ist zwischen den Menschen und Gott. Da drängen sie sich am liebsten dazwischen. Es sind eben doch eher Geist-Verführer.

Die Sache mit den Engeln

Engel spielen sowohl in der Kirche als auch in der Heilerszene eine bedeutende Rolle. Als ich meine Praxis noch hatte, kam ich mit einer Klientin auf das Thema „Engel" zu sprechen. Bevor ich überhaupt etwas sagen konnte, fiel sie mir wie folgt ins Wort:

„Sagen Sie jetzt ja nichts gegen Engel. Ich spreche jeden Tag zu meinen Engeln."

Ich war fast erschrocken und antwortete:

„Keine Angst, ich tue Ihren Engeln nichts. Wenn es Ihnen guttut und hilft, dann wird es einen Sinn für Sie haben."

Dieses Gespräch war der Auslöser dafür, dass ich mich später etwas genauer mit dem Thema „Engel" befasste und mich fragte, ob es denn überhaupt Engel, gute Engel, böse Engel, gefallene Engel usw. gäbe?

Wenn man von klein auf mit Engeln in Kontakt kommt, sie auf Weihnachtskalendern und Geschenkpapieren abgebildet sieht und sie als kleine Figuren am Weihnachtsbaum zu finden sind, dann muss ja schließlich etwas daran sein. Da stellt man nicht einfach so die Frage, ob es Engel überhaupt gibt.
Für einen Erwachsenen könnte die Antwort genauso schockierend sein wie für ein Kind, das nach wenigen Tagen im Kindergarten von den größeren Kindern erfährt, dass es den Weihnachtsmann nicht gibt. Eine durchaus erschreckende Vorstellung.

Als ich mir aber diese Frage nach der Existenz von Engeln dennoch stellte, war meine Antwort ein eindeutiges NEIN. Als meine Frau sich dieselbe Frage stellte, war ihre Antwort ein eindeutiges JA.
Was sollte das nun wieder? Eigentlich erhielten wir in so wichtigen Fragen bisher stets dieselben Antworten.
Möglicherweise haben meine Frau und ich unterschiedliche Vorstellungen davon, was Engel sind, und die Antworten waren trotzdem für jeden von uns richtig. Vielleicht waren die widersprüchlichen Antworten auch erforderlich, um überhaupt die nächsten, viel wichtigeren Fragen zu stellen. Nämlich die, ob wir denn überhaupt Engel benötigen, um uns nach Gott ausrichten und mit ihm ins direkte Gespräch kommen zu können?
Bei diesen Fragen erhielten wir wieder identische Antworten. NEIN, dazu braucht man keine Engel.

Weitere Fragen erübrigten sich, weil unser Ziel ja der direkte Kontakt mit Gott ist und nicht der Kontakt mit Engeln. Und wenn sie dabei keine Rolle spielen, warum soll ich mich weiter um dieses Thema kümmern?

Nun gut. Die Engel auf den Geschenkpapieren, die am Weihnachtsbaum hängenden Engel, die Engel in Form von Buchstützen oder die auf alt getrimmten Deko-Engel für die Gärten und Friedhöfe hatte ich aus meinen Gedanken gestrichen.
Aber was ist mit den Schutzengeln? Schlecht können die doch nicht sein. Und irgendwie wäre es ja auch beruhigend, wenn man wüsste, dass es so etwas gäbe.

Als ich damit begann, mir Gedanken über Schutzengel zu machen, kam mir sofort dieses Bild in den Kopf: Gott hielt seine Hand schützend über mich. Um mich herum flogen ein paar Engel mit Schutzhelmen. Mit einer Handbewegung scheuchte er diese Engel einfach weg, so als ob er nicht wollte, dass sie sich bei mir niederließen und sich zwischen ihn und mich setzen konnten. Irgendwie macht dieses Bild für mich absolut Sinn.

Es ist gut für mich, wenn ich mich direkt an Gott wende.
Es ist schlecht für mich, wenn ich dabei Umwege gehe.
Zu diesen Umwegen zählen für mich nicht nur Heilige, Verstorbene, Geistführer und sonstige geistige Wesen, sondern eben auch die Engel.

Ob es nun Engel gibt oder nicht, hat für mich keine besondere Bedeutung mehr, denn für mich ist Gott immer **direkt** erreichbar und da – so wie für jeden anderen Menschen auch.

Trauerbewältigung

Wenn jemand gestorben ist, hört man oft die tröstenden Worte:

„Jetzt geht es ihr/ihm gut. Jetzt ist sie/er bei Gott."

Insbesondere in christlichen Gemeinschaften hört man solche Aussagen. Die Menschen, welche die Hinterbliebenen auf diese Weise trösten wollen, meinen es sicherlich auch nicht böse. Ganz im Gegenteil.
Aber was sagen diese Worte eigentlich aus?
Welche Fragen ergeben sich aus diesen tröstenden Worten?

- *Wo war Gott vorher, als der Mensch noch gelebt hat?*
- *War der Verstorbene zu seinen Lebzeiten Gott egal?*
- *Musste er wirklich erst sterben, um zu Gott zu kommen?*

Aus meiner heutigen Sicht sind es sehr deprimierende Worte, weil sie letztendlich aussagen, dass Gott zu Lebzeiten nicht bei uns ist. Aber das stimmt nicht!

Ich selbst hatte lange Zeit um einen geliebten Menschen getrauert und über Jahre hinweg immer wieder nach Erklärungen, dem Sinn dieses Verlustes und nach tröstenden Vorstellungen gesucht.
Einer dieser Ansätze war die Vorstellung aus der Heilerszene von Wiedergeburt und mehreren Leben. Trost hatte ich darin jedoch nicht gefunden.

Ende 2011 nahm ich an einem sechstägigen Seminar zum Lesen im morphischen Feld teil. Bei dieser Methode lernt man, in Kontakt mit der „geistigen Welt", „geistigen Helfern" und auch mit Verstorbenen zu kommen. Auf diese Weise soll man an Informationen über sich selbst und über andere gelangen.

Eigentlich wollte ich diese Technik erlernen, um in meiner Praxis anderen Menschen besser helfen zu können. Doch schnell wurde meine noch nicht verarbeitete Trauer zu meinem ganz persönlichen Hauptthema. Zunächst hatte es auch den Anschein, als ob viele Sachen geklärt und gelöst wurden und ich dachte, dass dieses Seminar das Beste war, was mir bisher passiert ist. Doch wenige Wochen später merkte ich, dass meine Trauer erneut und noch viel stärker in mir hochkam. Mein Schmerz war doch nicht gelöst, sondern nur ruhig gestellt worden.

Keine der bisher erlernten und immer wieder angewandten Methoden aus meiner Geistheilerausbildung und aus dem oben erwähnten Seminar waren in der Lage, mir bei diesem Problem dauerhaft zu helfen. Und dieses Problem machte sich auch immer häufiger in Form von körperlichen Beschwerden bemerkbar.

Meine Trauer konnte ich erst nach vielen Jahren ablegen, als ich mit meiner direkten Ausrichtung nach Gott begann und anfing, Gott direkt alle möglichen Fragen zu stellen.

Dabei wurden mir sehr viele weitere Dinge klar. Jedoch musste ich nicht wissen, wie ein Leben nach dem Tod weitergehen könnte. Ich musste nicht wissen, ob und wie oft andere oder ich selbst schon auf der Welt waren. Sich Bilder von Gott machen zu wollen, ist nicht hilfreich. Dasselbe trifft auch auf ein Leben nach dem Tod zu. Wenn es so weit ist, wird man es schon erfahren. Sich keine Gedanken über den Tod, über ein eventuelles Leben danach oder über frühere Leben zu machen, macht es viel einfacher, im Hier und Jetzt zu leben.

Ich kann jedem Menschen empfehlen, sich in seiner Trauer mit seinen Fragen direkt an Gott zu wenden. Es ist sehr leicht, und man darf alles fragen und loswerden, was einem auf dem Herzen und der Seele liegt.

Loslassen können

Im Zusammenhang mit dem Tod eines geliebten Menschen wird oft von einem **Verlust** gesprochen. Es ist auch ganz normal, dass man **trauert**, wenn man einen geliebten Menschen **verloren** hat.

Doch wessen Gefühlswelt wird mit solchen Worten beschrieben? Es sind die Hinterbliebenen, die im Vordergrund stehen, leiden, klagen, jammern und sich selbst oder gegenseitig bemitleiden.
Aber wer denkt dabei an die Verstorbenen?
Was tut man ihnen damit eigentlich an?

Als ich mich mit meinen Fragen direkt an Gott wandte, bekam ich eine ganz neue Sichtweise. Angenommen es gäbe ein Leben nach dem Tod und angenommen der Verstorbene würde sich darauf freuen und weiter angenommen, der Verstorbene könnte auf die Hinterbliebenen zurückblicken:

Wie muss er sich fühlen, wenn er seine trauernden Angehörigen und Freunde sieht, die sich selbst bemitleiden und ihren Verlust beklagen?

Was würde man ihm antun, wenn man weiterhin an ihm festhielte?
Man würde ihn möglicherweise daran hindern, sein neues Leben unbeschwert beginnen zu können.

Möchte man das wirklich?

Jetzt könnte man vermuten, dass bei solchen Überlegungen die Trauer gegen Schuldgefühle dem Verstorbenen gegenüber eingetauscht werden.
Dem ist aber definitiv nicht so! Erstaunlicherweise fiel mir das Stellen meiner Fragen sehr leicht, und alle Antworten waren sehr liebevoll und ohne jegliche Vorwürfe.

Ich stellte auch Fragen dazu, wie das Leben des Verstorbenen jetzt aussehen würde. Doch dazu bekam ich keine Antworten, weil es nicht wichtig für mich ist, das zu wissen.
Was mir letztendlich bei meiner Trauerbewältigung half, waren die Antworten, die ich auf folgende Fragen erhielt. Dabei ist mit „ihn" der Verstorbene gemeint, um den ich trauerte.

- *Ist es gut für ihn, wenn ich mich an ihm festklammere?*
- *Ist es schlecht für ihn, wenn ich mich an ihm festklammere?*
- *Ist es schlecht für mich, wenn ich nicht loslasse?*
- *Ist es gut für uns beide, wenn ich loslasse?*
- *Werde ich ihn durch das Loslassen endgültig verlieren?*
- *Muss ich mir um ihn Sorgen machen?*
- *Wird es ihm und mir besser gehen, wenn ich ihn gehen lasse?*
- *Muss ich mir Vorwürfe machen, dass ich ihn solange nicht loslassen konnte?*
- *Kann ich ihn jetzt loslassen?*

Mit dem Stellen der letzten Frage fiel mir eine riesige Last von der Seele, ich war glücklich und fühlte mich frei und unbeschwert. Anstelle der Trauer über den Verlust ist die Freude über die gemeinsame Zeit getreten.

Ich weiß, dass mein Loslassen für uns beide sehr wichtig war.

Obige Fragen können eine Anregung für Menschen sein, die sich in einer ähnlichen Situation befinden, in der ich mich damals befand. Ändern und ergänzen Sie die Fragen nach Ihren Bedürfnissen, und fragen Sie wirklich alles, was Ihnen auf dem Herzen und der Seele liegt. Ich hoffe sehr, dass ihnen diese Möglichkeit der Klärung bei Ihrer Trauerbewältigung ebenso gut helfen wird, wie dies bei mir der Fall war.

Segnen oder danken

In unserer Familie hatten wir immer das folgende Tischgebet gesprochen: *„Komm Herr Jesus, sei unser Gast und segne, was du uns bescheret hast. Amen.“*

Manchmal ertappte ich mich dabei, dass ich es einfach nur aus Gewohnheit und gar nicht bewusst betete. Je größer der Hunger war oder je leckerer das Essen roch, umso schneller war das Tischgebet gesprochen. Irgendwie gehörte dieses Tischgebet einfach dazu. Es war eben selbstverständlich, es zu beten.

Doch eines Tages ging mir plötzlich die Frage durch den Kopf, ob dieses Gebet überhaupt sinnvoll ist. Ich muss gestehen, dass mich dieser Gedanke überraschte, ja fast ein wenig schockierte. Was sollte daran verkehrt sein, Jesus um seinen Segen zu bitten?

In meiner Heilerausbildung hatte ich gelernt, wie man Heilfolien herstellte, diese dabei auch segnete und anschließend die Wirkung der Heilfolien überprüfen konnte. Jetzt war ich neugierig, wie es sich mit dem Essen vor und nach dem obigen Tischgebet verhielt. Könnte ich vielleicht eine energetische Veränderung an dem Essen durch das Bitten um den Segen Jesu feststellen?

Ich nahm ein beliebiges Nahrungsmittel und überprüfte dessen energetische Schwingung mit Techniken, die ich in meiner Heilerausbildung gelernt hatte.
Ich konnte keine besondere Schwingung feststellen.

Dann sprach ich obiges Tischgebet über diesem Nahrungsmittel und überprüfte danach erneut dessen Schwingung.
Auch jetzt konnte ich nichts Besonderes feststellen.

Ich sprach das Tischgebet erneut. Aber dieses Mal mit mehr Andacht und einem frommeren Gesichtsausdruck. Das änderte aber auch nichts. Ich konnte weiterhin keine besondere Schwingung feststellen.

Die Bitte um den Segen hatte scheinbar nichts geändert. Zumindest konnte ich mit meiner Messmethode keine Veränderungen registrieren. Lag es nun an der Messmethode, an dem Segnen selbst oder an der Person, die ich um ihren Segen gebeten hatte – also Jesus?

Also bat ich nicht Jesus, sondern Gott direkt darum, das Nahrungsmittel zu segnen. Das Ergebnis war eindeutig:
Wieder war keine besondere Schwingung festzustellen.

Vielleicht lässt sich ja Gott nur nicht zu solchen merkwürdigen Spielchen herab, oder sein Segen ist gar nicht nachprüfbar und messbar oder vielleicht doch nur reine Einbildung.

Nach einer kurzen Überlegung versuchte ich dann eine andere Formulierung, in der ich Gott für dieses Nahrungsmittel dankte. Nach diesem Dank konnte ich eine extrem starke positive Schwingung feststellen.
Dies war aber nur der Fall, wenn ich Gott direkt dankte. Wenn ich Jesus für ein Lebensmittel dankte, konnte ich keine Veränderungen feststellen. Ich habe mich dann noch eine ganze Weile mit diesem Thema beschäftigt und bin zu dem folgenden Ergebnis gekommen:

Es geht nicht um das Segnen, sondern um das Danken.
Jeder Mensch, jedes Tier, jedes Nahrungsmittel ist bereits von Gott gesegnet. Allein durch seine Existenz. Und dieser Segen ist nicht flüchtig, sondern beständig und muss nicht immer wieder erneuert werden.

Diese Erkenntnis war und ist für mich wie ein Geschenk.

Irgendwie hatte das „Danken" für mich an Reichweite und an Bedeutung gewonnen und ging plötzlich weit über das „Segnen" hinaus.

Für mich habe ich das *„Bitten um den Segen"* durch das *„Danken"* ersetzt. Dadurch ist ein ganz anderes Bewusstsein in mir gewachsen. Und das bezieht sich nicht nur auf das Tischgebet.

Ich bitte Gott nicht mehr, dass er meine Familie segnen möge, denn das hat er doch schon längst getan – so wie er es mit jedem anderen Menschen auch getan hat. Für mich ist das eine ganz besondere Selbstverständlichkeit geworden.

Ich danke aber Gott dafür, dass ich meine Familie habe, denn das ist nicht selbstverständlich. Und diesen Dank kann ich beliebig oft wiederholen und aussprechen.

5. Die Sache mit dem Verstand

Eines Tages stellten wir fest, dass neben den körperlichen und energetischen Ursachen der eigene Verstand ein weiterer Grund für zahlreiche Symptome sein kann. Er hat einen ganz enormen Einfluss auf das persönliche Wohlbefinden und auf die Heilung von Beschwerden und Krankheiten – sowohl in negativer als auch positiver Hinsicht.

Auf den ersten Blick war diese Erkenntnis nichts Neues, zumindest nichts so Weltbewegendes. Die Zusammenhänge und die wahre Bedeutung ergaben sich für uns erst allmählich.

Von Selbstheilungskräften, Placebo, Wille und Glaube

Viele Heiler haben auf ihren Internetseiten und in ihren Prospekten stehen, dass sie die *„Selbstheilungskräfte"* ihrer Klienten wecken würden. Was genau sind diese Selbstheilungskräfte, und was können sie bewirken?

In einem interessanten Versuch wurden Schmerzpatienten durch Geistheiler behandelt. Einmal durch direktes Handauflegen, ein anderes Mal durch eine Fernbehandlung, bei der der Geistheiler mehrere Meter vom Patienten entfernt war. Dabei befanden sich jeweils ein Patient und ein Geistheiler zwar in demselben Raum,

aber die Patienten konnten den Geistheiler aufgrund eines Sichtschutzes nicht sehen, und während der Fernbehandlung sprachen die Heiler auch nicht mit den Patienten. Was die Patienten nicht wussten: Einige Geistheiler waren „echt", andere waren lediglich Schauspieler, welche nur die Handbewegungen der Heiler kurz zuvor einstudiert hatten. Eine richtige Heilerausbildung oder gar Einweihungen hatten die Schauspieler nicht erhalten. Eine ganz besondere Behandlungsform in dieser Versuchsreihe war eine Fernbehandlung, in der gar keine Behandlung stattfand. Hinter dem Sichtschutz wurde lediglich eine Tonbandaufnahme mit Geräuschen, wie dem Knarren des Stuhls oder leises Räuspern, abgespielt. Die Patienten sollten lediglich das Gefühl haben, dass sich ein Geistheiler hinter dem Sichtschutz befinden würde, obwohl dies nicht der Fall war.
Die Auswertung ergab, dass bei allen Patienten eine Verbesserung feststellbar war. Geringfügig waren die *„nicht erfolgten Tonbandbehandlungen ohne Heiler"* sogar erfolgreicher als die Behandlungen durch die echten Heiler oder die Schauspieler.

In einem anderen Versuch wurden Patienten, die aufgrund von starken Knieproblemen nicht mehr laufen konnten, unter einer örtlichen Betäubung an ihrem Knie operiert. Die Operation konnten sie auf einem Monitor mitverfolgen.
Was sie nicht wussten: Sie sahen die Aufnahme einer ganz anderen Operation. Sie selbst wurden gar nicht richtig operiert. Sie erhielten lediglich eine lokale Betäubung, ein kleiner oberflächlicher Schnitt wurde vorgenommen und dieser anschließend wieder zugenäht.
Nach dieser Scheinoperation konnten die Patienten wieder laufen – und das genauso gut wie die Patienten, die tatsächlich operiert wurden.

Es ist auch bekannt, dass alleine der weiße Kittel eines Arztes einen positiven Effekt auf die Beschwerden eines Patienten haben kann. Auch das Vertrauen des Patienten zu seinem Arzt oder die Art und Weise, wie ein Arzt mit seinen Patienten spricht, er ein Medikament verschreibt und mit welchen Worten er das Rezept seinen Patienten übergibt, soll eine feststellbare Wirkung haben.

Energiearbeiter erklären die positive Wirkung mit dem **„Wecken der Selbstheilungskräfte“**.

Die Mediziner sprechen hier von **Placebo-Effekten**.

Einige Wissenschaftler machen die **Erwartungshaltung** des Patienten für die Heilungen verantwortlich.

Für mich spielt **der direkte Weg zu Gott** eine Rolle.

Ungeachtet dessen, was diese positiven Effekte tatsächlich auslöst: Obige Beispiele zeigen, dass sie letztendlich von den Menschen selbst ausgehen und dabei sowohl der Glaube als auch der Verstand eine zentrale Rolle spielen.

Wie schlechte Gedanken und Worte krank machen können

Was im positiven Sinn geschehen kann, funktioniert leider auch im negativen Sinn. Jeder von uns hat sicherlich selbst schon einmal gespürt, wie verletzend und beleidigend Worte sein können. Worte können auch definitiv Menschen Schaden zufügen. Man denke nur an das weit verbreitete Mobbing, durch das schon viele Menschen ernsthaft krank geworden sind.

Gefühle und Emotionen wie Wut, Ärger, Hass, Angst oder Neid können ebenfalls Krankheiten auslösen. Und solche Gefühle

lassen sich in einer Gesellschaft auch sehr leicht und ganz gezielt mit Worten verbreiten und steuern.
Ich kenne eine Frau, deren Leben mit nur drei Worten nahezu ruiniert wurde und die sich auch nach über fünf Jahren immer noch sehr über diese Worte aufregt. Diese drei Worte lauteten: *„Sie haben Krebs.“*

Diese schwerwiegenden Worte wurden ganz leichtfertig von einem Arzt gesagt, obwohl ihm keinerlei gesicherten Laborergebnisse vorlagen, welche diese Aussage gerechtfertigt hätten. Ein paar Tage später sagte derselbe Arzt ganz beiläufig beim Verlassen des Krankenzimmers: *„Übrigens sind die Laborergebnisse jetzt da. Sie haben doch keinen Krebs.“* Und weg war er.

Abgesehen davon, dass Energiearbeiter und Geistheiler, die weder Arzt noch Heilpraktiker sind, gar keine Diagnosen stellen dürfen, würde man diesen bei solch einer Aussage (*„Sie haben Krebs.“*) wohl mit sehr großer Skepsis entgegentreten.
Schließlich sind sie keine richtigen Ärzte. Bei ihrer Arbeit ist es ihnen sogar untersagt, ausschließlich weiße Kleidung zu tragen, da sonst die Gefahr bestünde, dass ihre Klienten sie für richtige Ärzte halten könnten.
Doch in diesem Fall wurden die Worte *„Sie haben Krebs.“* von einem richtigen Arzt in einem weißen Kittel verkündet und dadurch hatten sie ein enormes Gewicht. Für diese Frau waren sie in diesem Moment die schreckliche Wahrheit.

Es kommt eben nicht nur darauf an, **was** gesagt wird, sondern **wie** es gesagt wird und vor allem, von **wem** es gesagt wird.
Dieser Macht der Worte sind sich die meisten Menschen gar nicht bewusst – unabhängig davon, ob sie in solch einem konkreten Fall, wie dem obigen, der Arzt oder Patient sind.

„Wissen ist Macht" lautet ein bekanntes Sprichwort. Die Mächtigsten sind jedoch diejenigen, die aufgrund ihres Status, ihres Ansehens oder aus ihrer bestehenden Machtposition heraus einer beliebigen Information erst das nötige Gewicht geben. Dabei spielt der Wahrheitsgehalt der Information oft keine Rolle mehr.

Bei obigem Beispiel mit der Fehldiagnose waren „nur" eine Frau und deren Angehörige betroffen. Doch selbst der größte Irrsinn, die schlimmsten Ideologien und Lügen können für ganze Völker zur Wahrheit werden. Dazu reicht eine einzige Person aus, die es geschickt versteht, die Massen zu manipulieren, in die Irre oder gar in Kriege zu führen.

Bereits diese wenigen Beispiele reichen aus, um zu erkennen, wie Worte, Gefühle und Gedanken über unseren Verstand in unser System gelangen und sich auf die unterschiedlichsten Weisen auf unser Verhalten, unseren Körper und unsere Gesundheit auswirken können.

Von Wissen und Glaubenssätzen

Glaubenssätze sind Annahmen, Ideen, persönliches oder allgemeines Wissen, von deren Richtigkeit man derart überzeugt ist, dass sie für einen selbst zur absoluten Wahrheit geworden sind. Einige Glaubenssätze kommen ganz ohne wissenschaftliche Beweise aus und basieren ausschließlich auf dem Glauben. Niemand kann beispielsweise die Existenz eines Gottes oder gar dessen Absichten beweisen oder widerlegen. Dennoch glauben Milliarden von Menschen an einen oder mehrere Götter. Für sie ist es die reine Wahrheit.

Zu Glaubenssätzen, die auf Wissen basieren, ist Folgendes zu sagen: Jedes beliebige Wissen kann auf wahren, falschen, absichtlich gefälschten oder unvollständigen Annahmen, Voraussetzungen oder Fakten basieren. Man denke nur an die widersprüchlichen Ergebnisse wissenschaftlicher Gutachten und Gegengutachten, die einerseits von unabhängigen und andererseits von abhängig beschäftigten Wissenschaftlern erstellt werden. Hier scheint sich der Wahrheitsgehalt häufig an den finanziellen Interessen zu orientieren. So kann der Normalbürger aus mehreren „Wahrheiten" wählen – sofern ihm die zur Auswahl stehenden Alternativen überhaupt bekannt sind.

Nur weil man etwas weiß oder glaubt, etwas zu wissen, bedeutet das noch lange nicht, dass es tatsächlich der Wahrheit entspricht. Durch immer bessere Messmethoden und technische Weiterentwicklungen wurde schon so manches alte Wissen durch neue wissenschaftliche Erkenntnisse ersetzt oder widerlegt. Dieser Vorgang scheint in der Wissenschaft relativ schnell und reibungslos zu funktionieren, und es dauert meistens nicht lange, bis das neue Wissen als ein weiterer Meilenstein in der Wissenschaft gefeiert wird und Einzug in die Schulbücher hält.

Obwohl viele weit verbreitete Glaubenssätze nachweislich auf längst überholtem oder gar falschem Wissen basieren, lassen sie sich nur schwer aus den Köpfen der Menschen herausbekommen.
Glaubenssätze werden zusätzlich durch Emotionen, Gefühle und den persönlichen Glauben beeinflusst. Mit bloßen Argumenten kommt man da nicht weiter. Um einen falschen oder überholten Glaubenssatz aus den Köpfen der Menschen zu bekommen, muss schon mehr geschehen – etwa ein Wunder, ein herber Schicksalsschlag oder ähnliches.

Für die Menschen wird es mit dem Anzweifeln oder dem Aufgeben falscher Glaubenssätze immer dann besonders schwer

oder gar gefährlich, wenn es sich um religiös geprägte Glaubenssätze handelt. Manchen Religionsführern scheint das Zugeben eines Irrtums besonders schwer zu fallen. Insbesondere dann, wenn von ihnen behauptet wird, dass sie unfehlbar seien.
Als Galileo Galilei Anfang des 17. Jahrhunderts beweisen konnte, dass sich die Erde um die Sonne dreht und die Erde nicht der Mittelpunkt des Universums ist, widerlegte er damit einen zentralen Glaubenssatz der Kirche und handelte sich dadurch viel Ärger ein. Wenn er seine Erkenntnisse nicht öffentlich widerrufen hätte, wäre er durch die Inquisition auf dem Scheiterhaufen verbrannt worden. So erhielt er lediglich lebenslangen Hausarrest. Erst im Jahre 1992 (weit über 350 Jahre später!) wurde Galileo Galilei durch Papst Johannes Paul II. offiziell rehabilitiert. Zu diesem Zeitpunkt schwirrten schon jahrelang zig Raumsonden durch unser Sonnensystem und umkreisten dabei auch andere Planeten und deren Monde.

Wissen und Glaubenssätze können also durchaus ein Verfallsdatum haben – selbst in der Kirche. Ich kann mir also nicht zu 100 % sicher sein, dass weitere Glaubenssätze der Kirche irgendwann einmal relativiert oder als falsch zugegeben werden müssen. Ich höre auch immer häufiger, dass man bestimmte Aussagen und Glaubenssätze in der Kirche nicht mehr als so wörtlich nehmen sollte, sondern sie doch eher symbolisch verstehen müsse. Vor zwanzig Jahren hörte sich das für mich noch ganz anders an.

Dann gibt es noch die gewaltige Flut an unwichtigen Informationen und Wissen, die uns tagtäglich über die Zeitungen, das Radio, das Fernsehen oder über das Internet erreicht und uns regelrecht überfordert und überflutet. Es gibt aber auch viele interessante und wichtige Informationen, die uns aber nur sehr spärlich erreichen – beispielsweise über Spartensender im Fernsehen, aber dann zu Uhrzeiten, wo die meisten Menschen schlafen.

Sind wir überhaupt noch in der Lage, wichtige von unwichtigen, gute von schlechten, wahre von falschen Informationen oder Nachrichten von Werbung zu unterscheiden?

Innerhalb dieser Informationsflut werden ganz gezielt und sehr effektiv Meinungen gebildet, Schönheitsideale, Wünsche, Sorgen, Ängste und vieles mehr erzeugt. Es ist auch kein Geheimnis mehr, dass die Informationsflut, insbesondere durch Social Media, süchtig und krank machen kann. Nach und nach entstehen nicht nur neue Krankheitsbilder, sondern auch die einen oder anderen neuen Glaubenssätze.

Ich persönlich habe mir erlaubt, nicht mehr alles zu glauben, was ich im Fernsehen sehe, im Radio höre oder in Zeitungen oder dem Internet lese. Schon gar nicht das, was mit dem Thema Gesundheit zu tun hat.

Wie Glaubenssätze in Frage gestellt werden

Auch ich glaubte an viele, als „allgemeingültig anerkannte" Zusammenhänge. Einige davon waren sogar zu meinen ganz persönlichen Glaubenssätzen geworden. Im Nachhinein betrachtet sind mir in meinem Leben aber schon sehr viele Sachen widerfahren, die so nicht hätten passieren dürfen. Jedenfalls nicht dann, wenn die damit verbundenen Glaubenssätze stimmen würden. Dennoch habe ich lange Zeit weiterhin an ihnen festgehalten.

Hierzu einige Beispiele:

Schnittwunden

Eines Tages baute ich Lagerregale auf und schnitt mir dabei an einer Aluminiumkante tief in meinen linken Daumen. Ich blutete sehr stark und meine Hose, meine Schuhe und der Fußboden waren voller Blut. Wenn ich den Daumen abwinkelte, konnte ich richtig tief in die Wunde hineinsehen. Ich glaube sogar, dass der Knochen zu sehen war. Ich schaute aber nicht genauer nach, weil mir dabei übel wurde. Weil es so stark blutete, umfasste ich den Daumen mit meiner anderen Hand. Dass meine Hände durch das Aufbauen der Regale alles andere als sauber oder gar klinisch rein waren, störte mich in diesem Moment nicht.

Nach etwa einer halben Minute wurde es in meinem Daumen ganz kühl. Neugierig machte ich die Hand auf, um ihn zu begutachten. Von der Wunde war nichts mehr zu sehen. Ich konnte es gar nicht glauben. Meine Hände, meine Kleidung und der Fußboden waren noch voller Blut. Eingebildet hatte ich mir das jedenfalls nicht. Ich ging ins Bad und wusch mir vorsichtig das Blut von den Händen ab.
An dem Daumen war tatsächlich nichts von einer Wunde zu sehen. Und auch nicht an den anderen neun Fingern. Immerhin hätte es ja sein können, dass ich mich in einer Art Schockzustand befand und nur den falschen Finger begutachtet hatte. Weder eine Wunde noch eine Narbe konnte ich finden. Schmerzen hatte ich auch keine. Alles war voll beweglich.
Es war so, als wäre gar nichts passiert.

Der Glaubenssatz, dass eine stark blutende Schnittwunde eine gewisse Zeit zum Verheilen braucht und anschließend eine Narbe hinterlässt, ist für mich heute nicht mehr gültig.

Die Sache mit dem Lötkolben

Lege ich meine Hand auf eine rotglühende Herdplatte oder berühre einen Gegenstand, der über 100 °C heiß ist, dann verbrenne ich mich. Das Mindeste, was mir passieren wird, ist, dass ich eine hässliche Brandblase bekomme. Das war ein weiterer meiner Glaubenssätze.

Als Jugendlicher interessierte ich mich für Elektronik, bastelte und lötete dabei auch viel. Die Temperatur meiner Lötkolbenstation war immer zwischen 300 °C und 350 °C eingestellt. Wenn überschüssiges Lötzinn an der Lötspitze zurückblieb, entfernte ich es mit einem Baumwolltuch. Eines Tages lötete ich wieder so vor mich hin, und es blieb wie immer etwas Lötzinn an der Spitze hängen, dass ich wie gewohnt entfernte. Mit Daumen und Zeigefinger streifte ich das Lötzinn langsam von der heißen Lötkolbenspitze ab, drehte es zwischen den Fingern zu kleinen Kügelchen und legte diese auf die Seite. Das machte ich mindestens vier Mal, denn so viele Zinnkügelchen lagen anschließend auf der Arbeitsplatte.

Plötzlich fiel mir auf, was ich da gerade getan hatte. In der rechten Hand hielt ich den Lötkolben und zwischen Daumen und Zeigefinger meiner linken Hand kullerte ich immer noch das weiche Lötzinn. Und das mit bloßen Fingern. Das Tuch, was ich sonst dafür benutzte, lang in der Werkzeugkiste am anderen Ende des Tisches.

Ich war ganz schön erschrocken und untersuchte sofort meine Finger. Nichts. Keine Brandblase, keine Verletzungen. Die Basisstation des Lötkolbens zeigte 350 °C an. War die vielleicht defekt? Ich machte etwas Spucke auf meinen Finger, näherte mich ganz vorsichtig der Lötkolbenspitze und schon zischte es. Die Spitze war definitiv heiß und auch das Lötzinn, welches ich mit der Spitze berührte, schmolz sofort. Wie konnte das sein?

Als ich mit bloßen Fingern die Spitze des Lötkolbens anfasste und das heiße Lötzinn abstreifte, dachte ich mir nichts dabei. Mein Wissen darüber, dass ich mich eigentlich verbrennen müsste, war ausgeblendet. Es war fast so wie in dem Sprichwort:

„Was ich nicht weiß, macht mich nicht heiß.“

Ich hatte auch schon einmal ganz gedankenlos eine heiße Auflaufform im Backofen umgedreht, auch mit bloßen Händen. Und trotzdem hatte ich mich nicht verbrannt. Das passiert mir eher regelmäßig mit diesem hübschen Topflappen, der – warum auch immer – um ein etwa 1 cm großes Loch herumgehäkelt wurde.

Scharfe Klingen

Eines Tages besserte ich die Silikondichtung unserer Terrassentür aus. Ich verwendete dazu eine handelsübliche Rasierklinge, die auf beiden Seiten sehr scharf war. Die eine Seite war jedoch mit einer runden Schutzkante versehen. Mit der scharfen Seite ging ich zwischen Scheibe und Silikondichtung, und auf die geschützte Seite übte ich mit meinem Daumen einen kräftigen Druck aus. Auf diese Weise schnitt ich Stück für Stück der Silikondichtung zuerst von der Glasscheibe und dann von dem Türrahmen ab. Das funktionierte prima.

Doch plötzlich schnitt die Klinge nicht mehr. Ich drückte fester und fester auf die Klinge, aber es tat sich nichts. Dann sah ich voller Entsetzen, dass ich die Klinge verkehrt herum hielt.

Die geschützte, stumpfe Seite zeigte auf die Gummidichtung, und mit meinem Daumen drückte ich mit aller Kraft auf die scharfe ungeschützte Klinge. Sofort zuckte ich mit meiner Hand zurück und untersuchte meinen Daumen. Im ersten Moment war mir vor Schreck ganz übel. Aber außer einem leichten Abdruck war nichts zu sehen.

Ich hatte mit meinem Daumen so stark auf die scharfe Seite der Klinge gedrückt, dass sich die geschützte Seite der Klinge schon hinter die Silikondichtung geschoben hatte. Anschließend hatte ich Mühe, die Klinge zusammen mit dem Schutz wieder aus der Dichtung herauszuziehen. Ich nahm dafür eine kleine Zange. Schließlich wollte ich mich an der Klinge nicht verletzen. Als ich die Klinge wieder in den Händen hielt, prüfte ich, ob die scharfe Seite überhaupt noch scharf war. Das war sie definitiv. Trotzdem hatte ich mich nicht an ihr verletzt.

Ich war wohl so sehr in Gedanken und mein Verstand so weit ausgeschaltet, dass er meinen Daumen nicht warnen konnte. Ich überlegte, ob das auch ein zweites Mal bei vollem Bewusstsein funktionieren würde. Eigentlich müsste es ja möglich sein.
Und ich bräuchte zum Anfang ja auch nicht ganz so kräftig auf die scharfe Klinge drücken.

Und was soll ich Ihnen sagen?

Ich weiß bis heute noch nicht, ob es ein weiteres Mal funktioniert hätte. So neugierig war ich dann doch nicht. Möglicherweise hatte auch lediglich meine Angst meine Neugier überwogen. Wie auch immer. Der Glaubenssatz, dass eine scharfe Klinge bei Unachtsamkeit zwangsweise zu Verletzungen führen muss, ist für mich nicht mehr gültig.

Fazit

Aufgrund dieser und einiger weiterer Erlebnisse halte ich nichts mehr für unmöglich. Glaubenssätze haben für mich keine Gültigkeit mehr.
Würde ich für die geschilderten Beispiele wissenschaftliche Erklärungen suchen, würde ich mir nur neue Gedankenmodelle und neue Glaubenssätze erschaffen. Die brauche ich aber nicht, weil sie mich wieder in einer anderen Weise einschränken könnten.

Mich interessiert viel mehr, wie ich solche Dinge bei vollem Bewusstsein und ganz gezielt steuern und wiederholen kann. Denn was einmal passiert ist, kann auch ein weiteres Mal oder ganz oft geschehen. Wenn ich das allerdings erreichen will, muss ich mir erlauben, alle Glaubenssätze in Frage zu stellen. Wenn etwas für mich von vornherein undenkbar und unmöglich ist, dann werde ich mich auch sehr schwer damit tun, es einfach geschehen zu lassen.

Wenn ich mich mit dem direkten Weg zu Gott, mit Gott selbst, dem Glauben und mit dem Heilen durch Glauben beschäftige, dann werde ich mit wissenschaftlichen Denkansätzen so oder so nicht allzu weit kommen. Ich bin fest davon überzeugt, dass sich Gott – wie, wo und was auch immer er sein mag – nicht durch irgendwelche wissenschaftlichen Glaubenssätze der Menschen beeindrucken oder in seinen Möglichkeiten einschränken lässt.

Ich habe mich dazu entschieden, alles für möglich zu halten – insbesondere bei Dingen, die meine eigene Gesundheit betreffen. Begriffe wie *„unheilbar"* oder *„unmöglich"* habe ich aus meinem Wortschatz gestrichen.

Wie Krankheiten entstehen

Bis zu meinem 44. Lebensjahr begleitete mich folgende Denkweise:

Es gibt Krankheiten. Es gibt gesunde und kranke Menschen.

Manche Menschen nehmen sogar den Namen ihrer Krankheit an und bezeichnen sich als „Krebskranke", „Epileptiker" oder als „Asthmatiker", um nur einige Beispiele zu nennen. Sobald jemand sagt *„Ich bin Asthmatiker"* oder *„Ich bin Epileptiker"*, hat eine persönliche Identifizierung mit einer Krankheit stattgefunden.

Die betroffenen Menschen werden mehr oder weniger in Schubladen gesteckt, deren Aufschriften die Namen von Krankheiten tragen. Einige klettern auch selbst – wie ferngesteuert – in die ihnen zugedachte Schublade hinein. Nur dumm, dass manche Schubladen auch Zusätze wie „unheilbar" tragen. Ist erst jemand in solch eine Schublade hineingeraten, ist es für ihn gar nicht mehr so einfach, aus eigener Kraft aus dieser wieder herauszukommen.

Unser gesamtes Leben basiert letztendlich auf der Vorstellung, dass es Gesundheit und Krankheiten gibt. Wenn man im Internet nach den Begriffen „Krankheit" und „Gesundheit" recherchiert, stellt man jedoch fest, dass es gar keine einfache, einheitliche, geschweige denn eine leicht verständliche Erklärung oder Definition für diese beiden Begriffe gibt.
Man tut sich mit diesem Thema ganz offensichtlich schwer. Jemanden als „krank" zu bezeichnen, könnte sogar als Diskriminierung ausgelegt werden.

Ein oder mehrere gleichzeitig auftretende Symptome werden zu einem Krankheitsbild zusammengefasst. Und damit es in der

Kommunikation einfacher wird, gibt man diesen Bildern Namen. Auf diese Weise werden neue „Krankheiten“ gefunden, erfunden, kreiert – wie auch immer man das nennen möchte.
Nun ist es aber so, dass ein Symptom ganz unterschiedliche Ursachen haben kann. Das wiederum macht eine eindeutige Diagnose für die Ärzte nicht leichter.
Und dann bin ich auch noch auf den Begriff „Ausschlussdiagnose“ gestoßen – umgangssprachlich auch „Ausschlussmedizin“ genannt.
Ein typischer Satz, der im Zusammenhang mit einer Ausschlussdiagnose gesagt wird, ist dieser:

„Ich tippe auf .... Wenn das Medikament, das ich ihnen jetzt verschreibe, nicht anschlägt, kommen sie in 3 Tagen wieder. Dann schauen wir weiter, was sie haben könnten.“

In Klartext übersetzt, bedeutet das so viel wie:

„Ich habe keine Ahnung, was sie haben.“

Zwar werden Krankheiten definiert, aber mit der Zuordnung scheint es noch nicht 100 %-ig zu funktionieren.

So viel zu meinem früheren Verständnis zum Thema „Krankheiten“.

Eines Tages stellte ich eine Frage zu einer ganz bestimmten Krankheit und erhielt als Antwort, dass es diese Krankheit gar nicht gäbe. Das verstand ich nun gar nicht, weil es für diese Krankheit sogar Spezialisten in eigenen Kliniken gibt. Daraufhin setzte ich mich sehr intensiv mit diesem Thema auseinander und bin zu folgender Erkenntnis gelangt:

Es gibt weder diese eine spezielle Krankheit noch irgendeine andere Krankheit. Es gibt gar keine Krankheiten!

Genauso gibt es keine kranken Menschen, sondern ausschließlich gesunde Menschen. Die „kranken" Menschen unter ihnen zeigen jedoch bestimmte Symptome.

Es macht keinen Sinn, Symptome zu behandeln, ohne die Ursachen gezielt anzugehen.
Werden Symptome als Warnhinweise richtig gedeutet und verstanden und die Ursachen rechtzeitig gelöst, sind sie im Grunde etwas Positives.

Gibt man Symptomen den Namen einer Krankheit oder ordnet man Symptome einer Krankheit zu, bekommen sie plötzlich eine negative Bedeutung und entwickeln eine sonderbare Kraft und Dynamik.

Krankheiten sind eine Erfindung der Menschen!

Das waren Informationen, die es für mich in sich hatten. Im Prinzip müsste ich einer Mutter mit einem krebskranken Kind direkt ins Gesicht sagen können, dass es gar keinen Krebs gibt und ihr Kind eigentlich gesund ist. Es hätte lediglich aktuell ein paar Symptome. Mir das vorzustellen, war mir im ersten Moment gar nicht so leicht gefallen. Deshalb stellte ich zahlreiche weitere Fragen, welche meine obigen Erkenntnisse bestätigten.

Was bei den obigen Aussagen auf den ersten Blick wie eine reine Definitionssache aussehen mag, ist für den Verstand und dessen Fähigkeiten zur Selbstheilung von immenser Bedeutung.

Außerdem glaube ich, dass Gott zu keiner Zeit wollte, dass die Menschen leiden oder krank sind.

Sie können eine Frage nach Ihrem Wohlbefinden mit

*„**Ich bin krank.** Ich habe ...“* oder mit

*„**Ich bin gesund.** Aber im Moment ...“* beginnen.

Was denken Sie, mit welcher dieser beiden Varianten Sie eine bessere und schnellere Chance auf Genesung haben?
Ich persönlich habe mich für die zweite Variante entschieden, wodurch sich nicht nur meine Sichtweise, sondern auch meine Wahrnehmung der tagtäglich auf mich hereinstürzenden Informationsflut zum Thema Gesundheit gravierend verändert hat.
Dieser Informationsflut kann man sich zwar so gut wie nicht entziehen, aber mit einer anderen Sichtweise kann man viel entspannter mit ihr umgehen, wie die nächsten Punkte zeigen.

Obwohl ich nun weiß, dass es keine Krankheiten gibt, verwende ich im Folgenden immer noch den Begriff „Krankheit".
Die Texte lassen sich auf diese Weise leichter lesen und verstehen, als wenn ich sie mit ungewöhnlichen Umschreibungen formulieren würde.

Über die Werbung werden Krankheiten salonfähig

Über die Werbung wird den Menschen vermittelt, dass Krankheiten etwas ganz Normales sind und es für nahezu jede Krankheit ein passendes Medikament gibt. Als Beispiel nehme ich die Fernsehwerbung eines Medikamentenherstellers, in der Folgendes vermittelt wird:

- *„Es gibt nicht nur eine Art von Kopfschmerzen, sondern gleich ganz viele verschiedene Arten."* – Oh je, das muss ja ein wirklich ernsthaftes Problem sein.
- *„Und sehr viele unterschiedliche Menschen haben Kopfschmerzen"*. – Ich bin also nicht alleine mit diesem Problem, anderen geht es ebenso.

- *„Und für alle Menschen und jede Art von Kopfschmerzen braucht man zum Glück nur ein einziges Medikament."* – Das ist sehr beruhigend und hilft mir, Geld zu sparen.

Ein Glaubenssatz, der aus meiner eigenen Erfahrung entstanden ist und durch derartige Werbung verstärkt und gefestigt wurde, war für mich lange Zeit der folgende:

„Kopfschmerzen sind ganz normal oder natürlich und können jeden treffen. Sie mit Medikamenten zu behandeln, ist effektiv und ebenfalls ganz normal."

Ich hatte seit meinem 13. oder 14. Lebensjahr regelmäßig mit Kopfschmerzen zu tun. Ich hatte mit der Zeit gelernt, mit ihnen umzugehen. Es waren eben „meine Kopfschmerzen". Wenn Schlafen nicht ausreichte, nahm ich Tabletten. Später, als ich im Berufsleben stand und glaubte, dass ich keine dafür Zeit hätte, um mich zwischendurch einfach hinlegen und ausruhen zu können, griff ich gleich zu den Tabletten, sobald sich die Kopfschmerzen nur ankündigten. Das sparte viel Zeit.
Warum ich heute gar keine Kopfschmerztabletten benötige, erkläre ich weiter hinten.

Die Statistiken als Nocebo

Ein Placebo-Effekt beschreibt vereinfacht ausgedrückt, wie eingeredete, nicht vorhandene Dinge zu einer Verbesserung der Gesundheit oder gar vollständigen Heilung führen. Das Gegenteil ist der Nocebo-Effekt. Hier schaden entsprechende Informationen der eigenen Gesundheit.

Ich habe das Gefühl, dass die Menschen vergessen sollen, dass sie im Grunde gesund und glücklich sein können.

Von dieser gesunden Grundeinstellung werden sie bewusst getrennt. Allein die Freude auf die Rente kann den Menschen schon vergehen, wenn sie ständig Aussagen hören wie:

„Wir müssen für mehr Heimplätze und mehr Pflegepersonal sorgen. In 30 Jahren wird jeder Zweite ab 60 mit Demenz in einem Altersheim leben."

Wenn es nach solchen Berichten und Statistiken geht, die auffallend oft im Fernsehen und den Zeitungen verbreitet werden, landet also entweder meine Frau oder ich im Altersheim.

Den Menschen wird eingeredet, dass es normal ist, krank zu sein. Man spricht ja auch von Volkskrankheiten. Und als Volk hält man halt zusammen.

Doch wie aussagekräftig sind Aussagen wie:

„In 30 Jahren hat jeder zweite die und die Krankheit."?

Sie könnten stimmen, wenn man davon ausgeht, dass es in den nächsten 30 Jahren weder in der Medizin, den Behandlungsmethoden, der Ernährung, den Lebensumständen noch in vielen weiteren Bereichen Veränderungen oder Fortschritte geben wird. Das wiederum kann ich mir nur sehr schwer vorstellen.

Für mich würde sich die obige Aussage anders formuliert viel ehrlicher und seriöser anhören:

„Wenn wir auf dem jetzigen Stand der Technik, der Medizin und des allgemeinen Fortschritts stehen blieben, dann hätte in 30 Jahren jeder zweite die und die Krankheit."

Von einem Wissenschaftler, der von seiner eigenen Arbeit überzeugt ist, würde ich allerdings viel eher einen Satz wie diesen hier erwarten:

„In 30 Jahren wird niemand mehr unter der und der Krankheit leiden müssen, weil wir daran arbeiten und das bis dahin sicher in den Griff bekommen haben."

Warum hört man nicht solche positiven Aussagen?
Trauen sich die Wissenschaftler etwa nichts mehr zu?
Oder steckt da etwa noch viel mehr dahinter, dass mit so großer Beharrlichkeit nur die negativen Aussagen verbreitet werden?
Liegt es vielleicht daran, dass sich ängstliche und verunsicherte Menschen leichter kontrollieren lassen?

Zu welcher Gruppe zähle ich mich selbst?

Ganz gleich wie realistisch oder unrealistisch, wie seriös oder unseriös eine Statistik sein mag, entscheidend ist doch, zu welcher Gruppe einer Statistik man sich zählen möchte. Für den einen ist ein Glas halb leer, während es für den anderen halb voll ist.

Etwas anders ausgedrückt: Glaube ich, dass ich zu der Gruppe der Kranken gehöre, werde ich entweder schneller krank oder viel langsamer bzw. gar nicht mehr gesund.
Glaube ich, dass ich zu der Gruppe der Gesunden gehöre, werde ich viel schneller gesund oder viel seltener bzw. gar nicht mehr krank.

Ich persönlich wehre mich dagegen, mich in irgendwelche Statistiken pressen oder Schubladen stecken zu lassen. Mir können negative Statistiken keine Angst mehr einflößen. Ich kann allein mit meiner Einstellung und mit meiner Sichtweise sehr viel dazu beitragen, dass ich zu dem Prozentsatz gehöre, der gesund ist und auch gesund bleibt.

Was bedeuten schon Zahlen?

In diesem Zusammenhang möchte ich von einer Frau erzählen, die wegen einer Lungenentzündung in einem Krankenhaus behandelt wurde. Auch noch zwei Wochen nach ihrer Entlassung konnte sie nicht richtig durchatmen. Die einfachsten Tätigkeiten waren für sie schon eine Herausforderung. An Spazierengehen war gar nicht zu denken. Trotzdem hatte sie das Gefühl, dass es ihr jeden Tag ein klein wenig besser gehen würde.
In einem Telefonat erzählte sie mir, dass sie einen Termin bei einem Lungenspezialisten vereinbart hatte. Es sollte lediglich das Lungenvolumen gemessen werden.
Ich fragte Sie, was sie sich von dem Ergebnis erhoffen würde. Es stand ja schließlich keine bedeutende Untersuchung an, die nach einer Ursache forschen sollte. Es sollte einfach nur eine Zahl festgestellt werden, wie groß ihr aktuelles Lungenvolumen in % sei. Ich stellte ihr die Frage, was ein angenommenes Ergebnis von 60 % in ihr bewirken würde und gab ihr folgende beiden Antworten vor:

Entweder: *„Jetzt habe ich es schwarz auf weiß, dass ich armes Wesen nur 60 % Lungenvolumen habe und jetzt weiß ich auch, warum ich nicht spazieren gehen kann. Jetzt habe ich eine schriftliche Bestätigung, warum ihr mich bedauern könnt. Und was ist, wenn es weniger als die angenommenen 60 % sind? Geht es mir dann noch schlechter?“*

Oder: *„Wenn ich nach weiteren drei Wochen dieselbe Untersuchung machen lasse, sind es garantiert mehr als die 60 %. Ich spüre ja selbst, dass es langsam besser wird.“*

Bei solch hinterlistig vorformulierten Antworten war es eigentlich klar, dass sie sich für die zweite Antwort entschied. Und da es gerade so gut lief, fuhr ich wie folgt fort:

„Du weißt, dass du zurzeit schlecht Luft bekommst. Mehr kann dir der Arzt auch nicht bestätigen. Nur du weißt, ob es dir Tag für Tag etwas besser geht. Auch das kann der Arzt nicht feststellen. Das kann er bestenfalls von dir selbst erfahren. Er wird dir also nichts Neues sagen können, was du nicht schon selbst weißt. Das macht also in etwa genau so viel Sinn, als würdest du jetzt in ein Farbenfachgeschäft gehen, um dir bestätigen zu lassen, dass deine Haare grau sind. Wozu soll das Ganze also gut sein?
Frage dich selbst, ob es einen Grund dafür gibt, dass es so schleppend bergauf geht. Was hindert dich am Durchatmen? Vielleicht ist es ja nur die Angst vor dem Untersuchungsergebnis, das vielleicht schlechter als die angenommenen 60 % ausfallen könnte.
Wenn du wirklich gesund werden möchtest, dann werden dein Wille und dein Verstand mit diesem Hindernis ganz leicht fertig."

Für eine kurze Zeit war es sehr still am anderen Ende der Leitung. Dann hörte ich ein ganz tiefes Durchatmen und darauf die Worte:

„Das waren gefühlte 150 %!".

Wie viel % es in diesem Moment tatsächlich waren, wissen wir nicht. Dafür ging sie am nächsten Tag das erste Mal seit fünf Wochen wieder spazieren. Und ihre Spaziergänge wurden jeden Tag länger.

Der Umgang mit Diagnosen und Fehldiagnosen

Ein Mensch bekommt von seinem Arzt die Diagnose verkündet, dass er Krebs hat. Für viele Menschen kommt solch eine Diagnose einem Todesurteil gleich.
Die erste Frage lautet daher: *"Wie lange habe ich noch?"*

Menschen, die so reagieren, haben gedanklich schon mit ihrem Leben abgeschlossen. Aufgrund ihres Schubladendenkens stecken sie nun in einer Schublade mit dem Zusatz „unheilbar". Bei ihnen muss die Hoffnung, wieder gesund werden zu können, gegen Null gehen.

Nun gibt es aber auch sehr viele Berichte über austherapierten Krebspatienten, die zum Erstaunen der Schulmediziner wieder vollständig vom Krebs geheilt wurden. Die ersten Fragen könnten demnach auch so lauten:

„Was kann ich dagegen tun?
Hat mein Verhalten die Entstehung des Krebses gefördert?
Was muss ich ändern und tun, damit ich wieder vollständig gesund werde?
Wenn schon so viele andere den Krebs besiegt haben, warum sollte ich es nicht auch schaffen?"

Menschen, die so reagieren, sehen den Krebs als eine vorübergehende Begleiterscheinung, als Hinweis dafür, dass es an der bisherigen Lebensweise ganz offensichtlich etwas zu verbessern gibt. Es ist die Hoffnung da, dass der Krebs vollständig überwunden werden kann.

Die erste Frage könnte aber auch so lauten:

„Stimmt das überhaupt?"

Ich denke dabei an die Sache mit der Fehldiagnose. Diese Fehldiagnose „*Sie haben Krebs.*“ hat die betroffene Person ganz schrecklich mitgenommen.
Doch wenn sich eine Fehldiagnose so heftig und negativ auf die Gesundheit eines Menschen auswirken kann, dann muss das Umgekehrte doch auch möglich sein.

Was erwarte ich noch von meinem Leben?

Habe ich bereits abgeschlossen, oder will ich noch etwas ändern? Nicht immer muss es dabei so dramatisch wie im vorherigen Beispiel sein. Hier ein Beispiel, wie sich der Glaubenssatz zu einem Lebensabend mit Krankheiten und Leid in die Köpfe der Menschen einschleicht und im wahrsten Sinne des Wortes zementiert wird:

Viele Menschen richten sich bereits in jungen Jahren auf ihr krankhaftes und leidvolles Leben im Alter ein. Mit 35 Jahren planen und bauen sie ihr Haus voll behindertengerecht, obwohl sie noch kerngesund sind. Das Badezimmer wird so eingerichtet, dass es auch mit einem Rollator oder Rollstuhl genutzt werden kann. Anstatt des Whirlpools für zwei Personen wird eine Badewanne mit seniorengerechtem Einstieg eingebaut. Anstatt des stylischen modernen Waschbeckens mit den hübschen Armaturen wird auf die rollstuhlgerechtere, nicht ganz so hübsche, aber dafür im Alter auch noch bedienbare Einrichtung zurückgegriffen.

Jedes Mal, wenn diese Menschen dann auf die Toilette gehen, sehen sie die behindertengerechte Badeinrichtung und werden ständig an ihren späteren und leidvollen Lebensabend erinnert. So etwas muss sich ja auf einen noch körperlich gesunden Menschen deprimierend auswirken.

Und aus finanzieller Sicht macht ein behindertengerechtes Bad, das bereits mit 35 oder 40 Jahren für das Rentenalter eingerichtet wird, auch keinen Sinn. Dieses Bad wäre dann 25 bis 30 Jahre alt und hätte eh eine Renovierung nötig. Bis dahin gibt es bestimmt viel schönere und noch praktischere und altersgerechtere Badeinrichtungen.

Krankheiten können allein dadurch entstehen, indem man sich Bilder von ihnen macht und sich auf diese Situation einstellt. Man erwartet regelrecht das Eintreffen der Beschwerden. Es wäre ja auch irgendwie sehr fragwürdig, wenn der ganze Aufwand mit dem Bad umsonst gewesen wäre.

Das Wort „behindertengerecht" möchte ich in diesem Zusammenhang nicht falsch verstanden wissen. Es liegt mir fern, alte Menschen oder Menschen mit körperlichen Einschränkungen zu diskriminieren. Ich hätte meinen Text auch mit etwas freundlicheren und diplomatischeren Formulierungen wie *„mit erhöhtem Wohnkomfort im Alter"* umschreiben können, aber dann wäre mein Text bestimmt nicht so provozierend geworden. Ich möchte aber provozieren, damit die Menschen wieder anfangen, selbst nachzudenken.

Einfach etwas kritischer werden

Als wir den eigenen Verstand als weitere Ursache für Krankheiten und Beschwerden ermittelt hatten, nahmen wir die Informationen in den Nachrichten oder der Zeitung ganz anders wahr. Vieles, was wir zuvor noch als selbstverständlich hinnahmen, hatte plötzlich eine ganz andere Wirkung auf uns. Wir fingen an, die Dinge viel kritischer zu sehen und auch hinter die eigentlichen Informationen zu schauen.

Erkenntnisse aus Tierversuchen

Je mehr Wissenschaft und Aufwand hinter einer Information steht, umso glaubwürdiger scheint sie zu werden. Dies trifft in besonderem Maße auf die Gesundheitsforschung zu, in der Versuche mit Tieren gemacht und die Ergebnisse dann auf die Menschen übertragen werden.

Als ich mich etwas ausführlicher mit einem bestimmten Thema befasste, habe ich ganz interessante Zusammenhänge erkannt, die mir zuvor in diesem Umfang gar nicht bewusst waren.
Zu diesem Thema gab es nämlich gleich mehrere Studien, deren Ergebnisse sich jedoch widersprachen. Dennoch war die Berichterstattung in den Medien sehr einseitig.

Bei dem Thema ging es darum, ob ein bestimmter Stoff für Menschen krebserregend sei. Dazu wurde dieser Stoff Ratten und Mäusen in unterschiedlich hohen Dosen über das Futter oder per Injektion verabreicht. Da die Tiere davon Krebs bekamen, lag die Vermutung nahe, dass der Stoff auch bei Menschen Krebs auslösen könnte.

Was für mich auf den ersten Blick noch logisch und nachvollziehbar war, erschien jedoch sehr bald in einem ganz anderen Licht.
Um wirklich aussagekräftige Daten zu erhalten, wurden bei den Folgestudien immer mehr menschliche Faktoren berücksichtigt, wie etwa: Bildung, Rauchen, Alkoholkonsum, BMI-Index, Alter, Geschlecht, Wohnort, Wohlstand, Stressbelastung, die sonstige Ernährung usw.
Da solche Faktoren offensichtlich eine Auswirkung auf die Ergebnisse hatten, stellte sich mir die Frage, ob eine Übertragbarkeit der Studienergebnisse von Tier auf Mensch in diesem Fall überhaupt noch gerechtfertigt war.
Dass beispielsweise Menschen, die sich gesund und ausgewogen ernähren und kaum Stress ausgesetzt sind, weniger anfällig für Krebs und andere Krankheiten sind, dürfte jedem klar sein.

Des Weiteren zeigte sich im Laufe der Folgestudien, dass der untersuchte Stoff möglicherweise gar nicht der krebsauslösende Faktor ist, sondern erst einer der Stoffe, die beim Stoffwechsel im Körper daraus entstehen. Doch der Stoffwechsel eines Menschen unterscheidet sich von dem Stoffwechsel einer Ratte oder einer Maus.
Allein unter den Menschen gibt es deutliche Unterschiede. Asiaten beispielsweise vertragen keine Milchprodukte. Im Gegensatz zu den Nord- und Mitteleuropäern fehlt ihnen ein bestimmtes Verdauungsenzym. Verantwortlich dafür soll die Ernährungsweise sein, die sich vor ca. 12.000 Jahren bei den Asiaten und Europäern in unterschiedliche Richtungen entwickelte.

Wenn man sich mit einem bestimmten Thema intensiver befassen und es nach Möglichkeit auch verstehen möchte, muss man dafür genügend Zeit einplanen. Der Aufwand lohnt sich aber auf jeden Fall. Ich habe gemerkt, dass man nicht jeder Studie blind vertrauen sollte und so manche Studie für einen selbst und die eigene Gesundheit sogar bedeutungslos sein kann – selbst dann, wenn mit Hilfe der Medien ein ganz anderes Bild vermittelt wird.

Das Geschäft mit der Krankheit

In der Automobilbranche wird das Geld mit Autos verdient, in der Tourismusbranche mit dem Tourismus und in der Immobilienbranche mit Immobilien. Wer nun denkt, dass in der „Gesundheitsbranche" das Geld mit Gesundheit verdient wird, der irrt.
Gesunde Menschen bringen weder den Ärzten, Geistheilern noch Kliniken Umsatz. Das Geld wird mit kranken Menschen verdient. Sie sind die Existenzgrundlage der „Gesundheitsbranche". Für mich sind daher die Begriffe Gesundheitsbranche und Gesundheitssystem nicht nur irreführend, sondern grundlegend falsch. Die passenderen und ehrlicheren Begriffe wären Krankheitsbranche und Krankensystem.

Ich möchte keinem einzigen Arzt unterstellen, dass er aus Geldgier den Beruf des Arztes gewählt hat. Das ginge entschieden zu weit. Allerdings macht das jetzige Krankensystem in Deutschland es den Ärzten nicht leicht oder verhindert es gar, dass sie sich in angemessener und menschlicher Weise um ihre Patienten kümmern können. Dasselbe gilt unter anderem auch für das Pflegepersonal in Altersheimen, denen für die Versorgung eines alten Menschen nur wenige Minuten pro Tag zur Verfügung stehen.

Auf den Punkt gebracht: Das „Gesundheitssystem" in Deutschland ist eindeutig krank. Viele gut ausgebildete deutsche Ärzte haben das längst erkannt und gehen ins Ausland. Der Ärztemangel ist hausgemacht.

Die Ursachen sind auch schnell gefunden. In der Krankheitsbranche geht es um sehr viel Geld, Profite, Aktienkurse und Marktbeherrschung. Aspekte wie Menschenwürde und Achtung vor dem Leben sind Faktoren, welche die Kosten nur unnötig in die Höhe treiben und den Gewinn schmälern.
Und wo es um viel Geld geht, wird auch gelogen, betrogen, bestochen und noch viel mehr.
Zur Rechtfertigung dieser harten Worte habe ich im Folgenden eine kleine Auswahl an Informationen zusammengetragen. Wer es nicht glauben mag, kann im Internet gerne selbst danach recherchieren und sich dann seine eigene Meinung bilden. Dazu habe ich hinter jeder Aussage die möglichen Suchbegriffe in Klammern angefügt.

In kaum einem anderen Land werden mehr Operationen an Gelenken, Bandscheiben, der Hüfte oder an der Wirbelsäule durchgeführt als in Deutschland. Experten sagen, dass der Großteil dieser OPs überflüssig ist. (Internetsuche: *„unnötige operationen deutschland“*)

Kliniken sollen „Fangprämien“ für lukrative Behandlungen bezahlen. (Internetsuche: *„fangprämien für ärzte“*)

Dieselben Medikamente sind im europäischen Ausland um bis zu 30 % günstiger. (Internetsuche: *„deutschland medikamentenpreise ausland“*)

Im März 2012 hatte der Bundesgerichtshof (BGH) darüber zu entscheiden, ob das korrupte Verhalten von Kassenärzten und Mitarbeitern von Pharmaunternehmen nach dem geltenden Strafrecht strafbar sei. Dass es Korruption im Gesundheitswesen gibt, stand demnach außer Frage. (Internetsuche: *„korruption gesundheitswesen“*)

Nicht zu vergessen sind die zahlreichen Skandale um Organtransplantationen oder geheime Medikamententests an DDR-

Bürgern, um nur zwei Beispiele der jüngeren Vergangenheit zu nennen. (Internetsuche: *„geheime pharmatests ddr“*)

Weitere Anregungen für die eigene Internetrecherche: *„pflegeskandal altersheim“, „pharmazie skandale“*

Möglicherweise liegt den Profiteuren der Krankheitsbranche ja tatsächlich mein Geld mehr am Herzen als meine Gesundheit. Darauf, dass die Gesundheit Vorrang hat, kann ich mich aufgrund obiger Hintergrundinformationen jedenfalls nicht verlassen. Es scheint mir durchaus gerechtfertigt und sinnvoll zu sein, die Werbebotschaften oder Empfehlungen aus der Krankheitsbranche stets kritisch zu hinterfragen und im Falle eines Falles lieber eine zweite oder auch eine dritte Meinung einzuholen.

Achten Sie auch darauf, was Ihnen Ihr Herz und Ihr Bauch sagen.

Gendefekte

Immer häufiger werden Gendefekte als Ursache für Krankheiten und Beschwerden gefunden. Daraus werden auch Statistiken abgeleitet. Doch was ist überhaupt ein Gendefekt? Wer legt fest, was ein Defekt oder eine Weiterentwicklung des Lebens ist?

Würden wir den jetzigen Stand der Gene eines „gesunden" Menschen als „gesunden Genpool" definieren, müsste jede geringste Abweichung davon einen Defekt darstellen.
Würden wir weiterhin jede dieser Abweichung als Defekt und Krankheit ansehen und könnten sie mit den neuesten gentechnischen Methoden und Apparaturen auf den alten Stand korrigieren, dann würde sich der Mensch nicht mehr weiterentwickeln. Er würde sich künstlich auf einem, von ihm selbst definierten, „gesunden" Stand zurückhalten.

Aber mal ganz ehrlich: Würden Sie die heutige Menschheit, ihr Verhalten und ihren Umgang miteinander – was ja rein theoretisch auch genetisch bedingt sein könnte – als gesund bezeichnen?
Lohnt es sich wirklich, daran festzuhalten?

Vielleicht sind die Abweichungen in den Genen eine ganz natürliche Entwicklung oder Reaktion. Möglicherweise helfen sie den Menschen dabei, sich besser an die veränderten Umweltbedingungen anzupassen. Schließlich muss er mit immer mehr Giften klarkommen, mit der er die Erde, die Luft und seine Nahrung selbst verseucht. Vielleicht sind die Genveränderungen aber auch nur eine Folge dieser veränderten Umweltbedingungen.

Und wie viele Gene gibt es überhaupt?

Von wie vielen wissen die Menschen, wofür sie eigentlich da sind?

Und von wie vielen Genen ist bekannt, ob und mit wie vielen anderen Genen sie ggf. in Wechselwirkung stehen?

Wie ergänzen sich eventuell zwei vermeintlich schädliche Defekte zu etwas guten Neuen?

Im Grunde genommen weiß der Mensch nur sehr wenig.

Was bedeutet eine Aussage wie:

„Mit dem und dem Gendefekt liegt die Wahrscheinlichkeit bei 45 % an der und der Krebsart zu erkranken.“?

Für mich bedeutet sie, dass 55 % mit demselben „Gendefekt“ nicht an Krebs erkranken. Warum tun die das nicht?
Welches andere, vielleicht ebenfalls „defekte“ Gen, verhindert das möglicherweise? Was nutzt und bringt mir solch eine Aussage?

Für viele bedeutet sie im schlimmsten Fall Hilflosigkeit und Ohnmacht, nichts ändern zu können, weil es ja genetisch bedingt sei. Solche Aussagen erzeugen Ängste, die erst recht krank machen können.

Für mich ist dies hier von Bedeutung:

Selbst wenn ich einen Gendefekt haben sollte, würde ich mich zu den Menschen zählen, bei denen sich der angebliche Defekt nicht auswirkt. Ich lasse mir von keiner Statistik meine Gene oder mein Leben krankreden.

Autoimmunerkrankungen

Aus medizinischer Sicht ist eine Autoimmunerkrankung eine Reaktion des Immunsystems gegen körpereigenes Gewebe. Das bedeutet nichts anderes, als dass sich der Körper gegen sich selbst wendet.
Aber warum sollte er das tun?
Die Wissenschaft kann zwar erklären, wie sich eine Autoimmunerkrankung bemerkbar macht und was sich dabei im Körper abspielt. Bezüglich der Ursachen tappt sie jedoch noch im Dunkeln. Und da die Ursachen nicht bekannt sind, gibt es auch noch keine richtigen Therapien. Bisher werden lediglich die Symptome behandelt.

Zu diesem Punkt habe ich folgende Einstellung:

Wenn sich etwas in einem Menschen gegen ihn wendet, dann kann das nichts Eigenes sein. Vielmehr handelt es sich bei den Ursachen um Fremdenergien, die aus dem System Mensch entfernt werden sollen. Ein betroffener Mensch muss erkennen, dass sein Körper sein Freund und nicht sein Feind ist. Dabei kann die Ausrichtung nach Gott sehr hilfreich sein.

Betroffene Menschen können sich folgende Fragen stellen:

„Liegt eine körperliche Ursache vor?“

„Liegt eine energetische Ursache vor?“

„Richtet sich mein Körper gegen mich?“

„Kann ich selbst etwas an meiner Situation ändern?“

...

Kollektive Krankheiten

Wer kennt das nicht? Im Kindergarten, in der Schule, an der Arbeit geht wieder einmal eine Erkältung oder ähnliches herum. Es ist ja nur eine Frage der Zeit, wann es einen selbst erwischen muss. Doch stimmt das wirklich?

Muss ich tatsächlich krank werden, nur weil meine Kollegen krank geworden sind? Muss ich ihnen alles nachmachen, oder hat die Kollegialität auch irgendwo eine Grenze?
Solch eine Grenze gibt es tatsächlich. Man muss sie nur für sich selbst definieren und für die Krankheiten aufstellen.

Sagen Sie das nächste Mal:

„Ist mir doch egal, ob die anderen alle erkältet sind oder nicht. Ich setze einfach diese Runde aus, ich brauche diese Erkältung nicht."

Mit dem Verstand heilen

Falsche Worte, schlechte Gedanken oder vorgefertigte negative Bilder gelangen über den Verstand in unser System und können dort erheblichen Schaden anrichten. Der Verstand ist sozusagen ein großes Einfallstor für alle möglichen Krankheiten und Beschwerden.

Ebenso bietet uns der Verstand aber auch die Möglichkeit, uns selbst zu heilen. Ein ganz simples Beispiel ist die weiter vorne beschriebene Sache mit den Albträumen. Wirklich „behandelt" habe ich ja nichts. Ich musste für mich persönlich einfach nur erkennen, dass der Albtraum nicht gut für mich war. Dieses bloße Erkennen war letztendlich eine reine Verstandessache.

Ich habe verstanden, dass der Albtraum keine Bedeutung für mich hatte und nicht gut für mich war.

Ich sagte meinem Verstand, dass ich damit nichts mehr zu tun haben möchte und konnte seitdem wieder ganz ungestört und erholsam durchschlafen.

Wie kann ich meinen Verstand über die Krankheiten erheben?

Wenn ich meinen Verstand über eine Krankheit erheben möchte, dann muss ich die Rangfolge und Sichtweise ändern. Solange ich meine Lebensweise nach einer Krankheit ausrichte, dienen ich und mein Verstand dieser Krankheit. Die Krankheit hat die Oberhand.

Ich kann mich und meinen Verstand aber nur dann über eine Krankheit stellen, wenn ich mir bewusst werde, dass die Krankheit nichts bei mir zu suchen hat und sie nichts weiter als ein ungebetener Gast ist. Einen Gast, den ich jederzeit vor die Tür setzen kann.

Das Wichtigste ist also, dass man bereit ist, seine Krankheit überhaupt loszulassen, sie einfach wegzuschicken. Doch was hindert die Menschen daran? Es kann schon eine winzige Kleinigkeit wie eine simple Formulierung sein:

„Meine Kopfschmerzen, meine Migräne, meine Bauchschmerzen, meine Rückenschmerzen. Meine, meine, meine, ... alles meins."

Der Mensch hat die Eigenheit, dass er sich nur schwer von etwas Eigenem und Vertrautem trennen kann. Schließlich war er ja auch mal Jäger und Sammler. Ein einfacher Trick ist der, dass man statt *„meine"* einfach *„diese blöden"* sagt. Aus *„meine Kopfschmerzen"* werden *„diese blöden Kopfschmerzen"*.
So fällt eine Trennung schon viel leichter. Das ist durchaus eine Aufgabe, mit welcher der Verstand relativ leicht fertig wird. In den Gesprächen mit meinen Klienten stellte das nie eine besondere Herausforderung dar.

Anders sieht es jedoch bei dem Thema Allergien aus. Nirgendwo sonst scheinen sich Glaubenssätze so schnell zu bilden und so stark im Kopf festzusetzen, wie es bei Allergien der Fall ist. In einem konkreten Fall bekam ich die folgenden Sätze zu hören, als ich nur andeutete, dass eine Allergie gar nicht mehr vorhanden sein muss:

„Ich weiß, dass ich das habe und nichts daran ändern kann! Immer wenn das und das ist oder ich jenes mache, dann reagiere ich so! Das ist seit meinem 20. Lebensjahr so, und daran wird sich auch nichts mehr ändern, bis ich sterbe!"

Der Klient, der das sagte, war zu diesem Zeitpunkt über 60 Jahre alt, und mir schlug seine pure Entrüstung entgegen. Er verteidigte seinen Glaubenssatz und seine Allergie wie eine Löwin ihr Junges.

Die Diagnose war also schon über 40 Jahre her. Eine erneute Untersuchung war logischerweise überflüssig, weil sich die Reaktion (Allergie) ja wie erwartet, weiterhin einstellte. Wenn die Chance bestanden hätte, dass mir der Klient zuhörte, hätte ich ihm Folgendes gesagt:

1. *Aus heutiger Sicht könnte das Ergebnis von früher eine Fehldiagnose gewesen sein. Die Medizin und Diagnostik ist in den letzten 40 Jahren nicht stehengeblieben.*
2. *Das Problem ist im 20. Lebensjahr aufgetreten. 19 Jahre lang gab es das Problem also gar nicht. Was war der Auslöser? Welche Umstände haben dazu beigetragen, dass dieses Problem plötzlich aufgetreten ist? Wäre es nicht im Rahmen des Möglichen, dass das Problem genauso einfach wieder verschwinden kann, wie es gekommen ist?*
3. *Denkbar ist auch, dass das damalige soziale Umfeld für das Auftreten des Problems verantwortlich war. Wenn dem so wäre, und das soziale Umfeld von heute ein ganz anderes ist, hat das Problem doch gar keine Berechtigung mehr.*
4. *Dasselbe wie für das soziale Umfeld gilt auch für viele andere Rahmenbedingungen wie Umweltbelastungen, Ernährung, Giftstoffe in der damaligen Wohnung und vieles mehr.*

Für viele Menschen scheint jedoch eine uralte Diagnose zu einer Allergie wie in Stein gehauen zu sein. Eine uralte Diagnose, die heute gar nicht mehr gültig sein muss, ist zu einem Glaubenssatz geworden. Vielleicht ist ja die Ursache schon längst verschwunden. Man weiß es nur noch nicht, glaubt aber noch daran.

Wenn ich Sätze höre wie

„Wenn ich das und das mache, dann passiert garantiert ...“ ,

muss ich unweigerlich an den Versuch mit dem „Pawlowschen Hund“ denken.

Iwan Petrowitsch Pawlow war ein russischer Mediziner, Physiologe, Nobelpreisträger und erarbeitete wichtige Grundlagen für die Verhaltensforschung.
Kurz gefasst, hat Pawlow unter anderem Folgendes festgestellt:

1. Seine Versuchshunde fingen zu sabbern an (Speichelfluss), wenn sie Futter bekamen.
2. Eine Zeit lang hat Pawlow mit einem Glöckchen geläutet, wenn er seine Versuchshunde fütterte. Wegen des Futters haben sie dabei wie gewöhnlich gesabbert.
3. Nach einer Zeit begannen die Hunde aber auch mit dem Sabbern, wenn er nur mit dem Glöckchen läutete und ohne dass die Hunde Futter bekamen.

Dieses Experiment soll als die Geburtsstunde der Placebo-, Nocebo-Forschung gelten.

Übertragen auf die Sache mit den Allergien, kann es also durchaus sein, dass die Reaktion allein dadurch eintritt, weil man sie erwartet, während die eigentliche Ursache längst nicht mehr existiert.

Ich bin fest davon überzeugt, dass sich sehr viele Allergien und Unverträglichkeiten allein durch die Aufhebung falscher Glaubenssätze beseitigen lassen.

Für sich selbst einen Placebo-Effekt herbeiführen

Dass sich Krankheiten mit dem Verstand und dem Glauben besiegen lassen, zeigt die Placebo-Forschung. Wenn es mir nun gelingen würde, einen Placebo-Effekt ganz bewusst und gewollt herbeizuführen, hätte ich nichts anderes getan, als meinen Verstand über die Krankheit zu stellen.
Nicht eine Krankheit gibt die Regeln vor und bestimmt meinen Tagesablauf, sondern ich bin derjenige, der bestimmt, was passiert.

Wenn ein Placebo-Effekt eintreten kann, weil ich beispielsweise von einem Arzt oder gar einem Schauspieler in einem weißen Kittel bewusst getäuscht werde, dann müsste dieser Effekt doch auch möglich sein, wenn ich mich selbst ganz bewusst darauf einlasse. Anders ausgedrückt:

„An der Nase herumführen kann ich mich auch alleine. Und wenn das meiner Heilung dienlich ist, tue ich das auch sehr gerne.“

Einen Placebo-Effekt für sich selbst im vollen Bewusstsein herbeizuführen, könnte im ersten Moment etwas kompliziert erscheinen – so, als würde man versuchen, sich selbst zu kitzeln oder zu erschrecken. Letztendlich basiert doch jeder Placebo-Effekt auf einer Täuschung. Wie sollte ich mir selbst etwas als Wahrheit einreden können, wenn ich doch ganz genau weiß, dass es sich dabei garantiert um eine Täuschung handelt? Eine komplizierte Angelegenheit.

Doch zum Glück ist diese Art der Selbsttäuschung gar nicht erforderlich.

Es reicht aus, dass bestimmte Zusammenhänge einfach nur erkannt und verstanden werden.

Manchmal muss man auch einfach nur mit der Faust auf den Tisch schlagen und klarstellen, wer der Herr im eigenen Körper ist.

Nasenbluten

Früher hatte ich sehr oft Nasenbluten. Es hatte irgendwann während meiner Schulzeit angefangen. Ich habe alles Mögliche ausprobiert. Vom Tamponieren bis kalte Waschlappen in den Nacken legen und vieles mehr. Nichts half. Erst nach mehreren Minuten kam die Blutung dann von alleine zum Stillstand.
Das Nasenbluten war für mich nichts Ungewöhnliches oder Beängstigendes. Es war einfach so, und ich konnte gut damit umgehen und hatte es auf meine Weise im Griff. Das ging über ein viertel Jahrhundert so.

Eines Abends waren wir zum Essen verabredet, und meine Frau war schon dabei, die Wohnung zu verlassen. Ich schaute noch einmal nach, ob alle Fenster geschlossen waren. Und dann ist es im Bad passiert. Meine Nase fing wieder an zu bluten. Einen ungünstigeren Zeitpunkt hätte es dafür nicht geben können. Ich hatte großen Hunger und freute mich schon auf das Essen. Ich war so ärgerlich darüber, dass ich sehr laut und bestimmend sagte:

„Sofort Schluss damit! Dafür habe ich jetzt gar keine Zeit!“

Entweder war mein Blut oder meine Nase so erschrocken darüber, dass das Bluten sofort aufhörte. Ich wusch das Blut von meiner Nase, schnäuzte richtig kräftig in ein Taschentuch und verließ dann das Haus. Seit diesem Zeitpunkt hatte ich in den darauffolgenden 4 oder 5 Jahren nur noch drei bis vier Mal Nasenbluten. Jedes Mal aber nicht länger als eine halbe Minute. Das lasse ich mir nämlich nicht mehr bieten.

Ich habe entschieden, dass ich das nicht mehr möchte. Und tatsächlich scheint es wirklich so zu sein, dass mein Wille ausschlaggebend ist.

Unverträglichkeiten

Irgendwann war mir aufgefallen, dass ich immer dann, wenn ich Zwiebeln gegessen hatte, kurz darauf Durchfall bekam. Da ich sehr gerne Zwiebeln esse, habe ich auch nie darauf verzichten wollen. Sobald ich aber sah, dass in meinem Essen Zwiebeln waren, wusste ich, dass ich etwa 30 Minuten später die Toilette aufsuchen würde. Und genauso war es dann auch immer.

Ebenso wusste ich, dass ich Sodbrennen bekomme, wenn ich zum Frühstück Müsli mit Milch esse. Eines Tages hatte ich nach dem Frühstück wieder Sodbrennen. Aber dann fiel mir ein, dass ich ja an diesem Tag gar kein Müsli gegessen haben konnte, weil keine Milch mehr im Haus war. Und von dem, was ich tatsächlich zum Frühstück hatte, hatte ich noch nie Sodbrennen bekommen. Ich fühlte mich etwas veralbert. So ähnlich muss sich wohl auch der Hund von Herrn Pawlow gefühlt haben.

Daraufhin verabschiedete ich mich von diesen beiden Glaubenssätzen und sagte mir, dass ich ab sofort weder das Sodbrennen auf Milch noch den Durchfall auf Zwiebeln weiterhin dulden werde. Und seit diesem Zeitpunkt habe ich beides nicht mehr bekommen.

Kopfschmerzen einfach wegschicken

Wie bereits weiter vorne erwähnt, galt für mich über ca. 25 Jahre hinweg folgender Glaubenssatz:

„*Kopfschmerzen sind ganz normal oder natürlich und können jeden treffen. Sie mit Medikamenten zu behandeln, ist effektiv und ebenfalls ganz normal.*“

Jahrelang nahm ich regelmäßig Tabletten gegen Kopfschmerzen ein. Als ich mit der Geistheilung anfing, benötigte ich gar keine Tabletten mehr. Ich hatte zwar noch regelmäßig Kopfschmerzen, allerdings nur noch ganz selten.
Über die Geistheilung hatte ich gelernt, dass es auch ohne Tabletten ging. Aber ich wollte die Kopfschmerzen ganz loswerden.

Als ich damit begann, nach den Ursachen von Symptomen zu fragen, erhielt ich immer häufiger die Antwort, dass es weder körperliche noch energetische Ursachen für die Kopfschmerzen gab. Wenn es aber keine Ursachen gab, dann brauchte ich auch die Kopfschmerzen nicht.

Also habe ich mich von meinem alten Glaubenssatz verabschiedet. Mich interessiert es gar nicht mehr, welche Art von Kopfschmerz sich ab und zu bei mir ankündigen und mich quälen will. **Ich lasse sie einfach nicht mehr zu** und schicke sie gleich bei den ersten Anzeichen weg. Dazu brauche ich weder Medikamente noch energetische Behandlungen.
Das ganze dauert keine 10 Sekunden.

Ich habe das so beschlossen und so hat es zu funktionieren. Und ganz genau so funktioniert es auch.

Auf diese Weise habe ich meinen Verstand und meinen Willen über die Kopfschmerzen gestellt. In den letzten 4 Jahren hatte ich noch zwei Mal Kopfschmerzen, die länger als 10 Minuten gedauert haben.

Diese Vorgehensweise funktioniert übrigens nicht nur bei mir, sondern mittlerweile bei ganz vielen Menschen, denen ich davon erzählt habe.

Die Sache mit dem Fuß

Ende März 2013 hatte ich eine Verletzung an meinem rechten Fuß. An unserem letzten Urlaubstag knickte ich beim Beladen unseres Autos mit dem Fuß um. Er war sofort dick angeschwollen, tat unheimlich weh, und ich konnte nicht mehr auftreten. Mein erster Gedanke war, dass es wieder ein Bänderriss sein könnte. In meiner Schulzeit hatte es mich am selben Fuß schon einmal erwischt. Der heftige Schmerz war mir durchaus vertraut. Und es war mir absolut klar, dass das eine langwierige Sache werden würde.
Endlich zu Hause angekommen, habe ich mir als Erstes die Krücken (Unterarmgehhilfen) aus dem Keller holen lassen. So konnte ich mich halbwegs unabhängig bewegen. Da es aber spät in der Nacht und der nächste Tag ein Samstag war, hätte ich für eine Untersuchung auf jeden Fall ins Krankenhaus gehen müssen. Darauf hatte ich aber absolut keine Lust.

Also stellte ich mir die folgenden Fragen:

- *Habe ich einen Bänderriss? – Nein.*
- *Ist es erforderlich, dass ich zu einem Arzt gehe? – Nein.*
- *Ist es gut, wenn ich ins Krankenhaus gehe? – Nein.*
- *Muss mein Fuß geröntgt werden? – Nein.*

So humpelte ich zwei Tage lang mit den Krücken durch die Wohnung. Weil es jedoch nicht besser wurde, stellte ich mir erneut die obigen Fragen und zusätzlich die folgenden:

- *Kann ich selbst etwas tun? – Ja.*
- *Kann ich energetisch etwas tun? – Nein.*
- *Soll ich den Fuß kühlen, bandagieren, ruhigstellen oder eine Salbe draufschmieren? – Nein.*
- *Ja was denn nun? – Überleg halt mal.*

Also überlegte ich. Ich wusste, dass es eine lange Zeit dauern würde, bis ich meinen Fuß wieder belasten und wieder ohne Krücken laufen könnte.
Wenn aber das alles wirklich stimmen sollte, was ich den Menschen bisher erzählt und bis zu diesem Zeitpunkt auch schon in meinem Buch niedergeschrieben hatte, dann müsste es doch auch bei mir in genau diesem Fall irgendwie helfen und funktionieren.

Was würde ich zu jemandem sagen, der mit genau demselben Problem zu mir kommen würde?
Ich würde ihm sagen, dass er Gott um Hilfe bitten solle.

Warum machte ich das eigentlich nicht selbst?

Fehlte mir vielleicht selbst einfach nur das nötige Vertrauen?
Wäre ich enttäuscht, wenn es nicht funktionieren würde?
Ich warf mein persönliches Wissen, dass ich noch wochenlang mit Krücken herumlaufen müsste, einfach über Bord.

Und in genau diesem Moment bekam ich die Bestätigung, dass das wirklich funktionieren wird. Es war ein sehr angenehmes und schönes und liebevolles Gefühl.

Um auf Nummer sicher zu gehen, stellte ich mir noch diese Fragen:

- *Brauche ich die Krücken? – Nein.*
- *Sind sie gut für mich? – Nein.*
- *Sind sie schlecht für mich? – Ja.*
- *Soll ich die Krücken weglegen? – Ja.*

Soweit, dass ich Gott bewusst um seine Hilfe bat, bin ich gar nicht gekommen. Denn mit der Antwort auf meine letzte Frage spürte ich plötzlich ein starkes und sehr angenehmes Gefühl in meinem verletzten Fuß.
Darüber, ob die Antworten nun von Gott oder von mir selbst stammten, machte ich mir keine weiteren Gedanken. Ich bedankte mich einfach bei Gott.

Ab diesem Zeitpunkt waren die Schmerzen fast weg und ich konnte den Fuß wieder voll belasten. Ich tütete die Krücken ein und brachte sie selbst in den Keller zurück. Ich konnte wieder ohne Gehhilfen laufen und Treppen steigen. Wenige Minuten zuvor war das für mich noch undenkbar und absolut unmöglich gewesen.

Ich habe noch eine Weile gehumpelt und es hat sich auch noch eine Zeit lang merkwürdig angefühlt, da der Fuß noch geschwollen war.

Ich hätte jetzt denken können:

„Oh weh. Das fühlt sich gar nicht so gut an. Wer weiß, ob das ohne die Krücken nicht noch schlimmer wird. Vielleicht war das ja doch die falsche Entscheidung.“

Gedacht habe ich aber:

„Prima! Vorher konnte ich den Fuß gar nicht belasten, und jetzt geht es schon wieder so gut. Das kann ja nur noch besser werden!“

Auch ohne weitere Maßnahmen wie Verbände, Salben, kühlen, ruhig stellen oder schonen ging die Schwellung zusehends zurück, bei gleichzeitiger voller Belastung des Fußes.
Was genau war da geschehen? Aus medizinischer Sicht kann ich es nicht sagen und auch nicht mit Röntgenbildern belegen – ich war ja nicht im Krankenhaus. Dass allerdings etwas passiert war, das habe ich sehr deutlich gespürt.

Ein weiteres Experiment

Wenn das mit dem Weglegen der Krücken und meinem Fuß so gut funktioniert hat, dann müssten auch andere Dinge möglich sein. Ich überlegte, was ich sonst noch ausprobieren könnte.

Wie sah es beispielsweise damit aus, dass ich bisher mit durchgedrückten Knien gerade so mit den Fingerspitzen den Boden berühren konnte? Dabei zog es mir auch immer mächtig in den Beinen. Für mich stand die letzten 20 Jahre fest: Ich schaffe das nicht, bzw. nur mit ganz großer Überwindung und „Schmerzen"! Bestimmt wäre es bei einer regelmäßigen sportlichen Betätigung und fleißigen Dehnungsübungen ohne Probleme möglich gewesen. Aber ein Probelauf zeigte mir schnell meine Grenzen auf. Es fehlten etwa zwei Zentimeter, um mit den Fingerspitzen den Fußboden zu berühren.

Ich stellte mich wieder auf und fragte mich, ob ich jetzt sofort mit beiden Händen den Boden bei durchgestreckten Beinen berühren könnte. Und weil ich vorsichtig war und mich nicht verletzen wollte, klärte ich auch gleich ab, ob ich mich vorher dehnen müsse oder mir dadurch etwas passieren könnte. Ich bekam für mich heraus, dass ich mir keine Sorgen machen solle und mich auch nicht vorbereiten müsse. Einfach tun.

Also: Augen zu und durch. Ich schloss die Augen, drückte die Beine durch, beugte mich nach vorne und war ganz erstaunt, als ich plötzlich den Boden berührte. Nicht nur mit den Fingerspitzen, sondern fast mit den gesamten Handflächen. Und das ohne Schmerzen oder Ziehen in den Beinen, die übrigens immer noch durchgedrückt waren.

Dieses Experiment funktionierte auch bei anderen Personen, die nicht schlecht über ihre plötzliche Gelenkigkeit staunten.

Offensichtlich ist es wirklich so, dass der Verstand das eigene vermeintliche Wissen umgehen und den Körper einfach machen lassen kann.

Doch wie ist die zuvor geschilderte Sache mit meinem Fuß einzuschätzen? Waren hier Selbstheilungskräfte aktiv, war es nur meine Erwartungshaltung, ist ein gewöhnlicher starker Placebo-Effekt eingetreten oder hatte doch Gott irgendwie mitgewirkt?
Ich habe meine Antworten auf diese Fragen erhalten.

Machen Sie Ihre eigenen Experimente und Erfahrungen. Sie werden erstaunt sein, was plötzlich alles möglich ist, nur weil man es nicht mehr für unmöglich hält.

Obige Erlebnisse hatten mich überzeugt. Sie waren für mich eine sehr große Hilfe beim Ablegen verschiedener Glaubenssätze sowie einschränkender und krankmachender Vorstellungen.

Wahlfreiheit der Sichtweise

Auf den Punkt gebracht, gibt es zwei einfache Sichtweisen, zwischen denen ich mich jederzeit entscheiden kann.

Bei der ersten Sichtweise steht die Krankheit im Vordergrund:

- Ich nehme eine Krankheit als gegeben hin. Es ist halt so.
- Ich habe gelernt, mit einer Krankheit zu leben.
- Die Krankheit bestimmt mein Handeln und mein Leben.
- Mein Verstand richtet sich nach der Krankheit.
- Die Krankheit steht an erster Stelle.
- Ich diene der Krankheit.

Bei der zweiten Sichtweise stehen der Verstand und die Gesundheit im Vordergrund:

- Ich weiß, dass ich ein Anrecht auf vollständige Gesundheit habe.
- Ich akzeptiere keine Krankheit und will mich auch nicht mit ihr in irgendeiner Weise abfinden.
- Krankheiten haben bei mir nichts zu suchen.
- Was auch immer andere Menschen sagen, auf mich muss es nicht zutreffen.
- Ich bin der Herr im Haus. Was in meinem Körper geschieht, bestimme immer noch ich – und zwar über meinen Verstand und meinen Willen.
- Ich fordere mein Recht ein, gesund zu sein.
- Ich stelle meinen Verstand an die erste Stelle.

Die zweite Sichtweise ist meine Sichtweise geworden.

Einen gesunden Verstand pflegen

Mit der Auswahl und der Menge der Lebensmittel, die wir täglich zu uns nehmen, nehmen wir direkten Einfluss auf unsere Gesundheit und unser Wohlbefinden. Auf der einen Seite gibt es Lebensmittel, die uns gesund und fit halten. Auf der anderen Seite gibt es Lebensmittel, die uns schaden und krank machen.

Genauso ist es auch mit den Informationen, die wir täglich aufnehmen und mit denen wir unseren Verstand „füttern". Auf der einen Seite gibt es Informationen, die uns guttun, erfreuen, Kraft geben und sich somit positiv auf unser Gemüt, unsere Gesundheit und unser Wohlbefinden auswirken. Auf der anderen Seite gibt es Informationen, die unseren Verstand überfordern, zermürben, trübsinnig machen, uns nerven, verblöden lassen, Energie, Kraft und Zeit rauben und uns letztendlich krank machen.

Die Redewendung *„Weniger ist mehr!"* trifft besonders auf die immer größer werdende Informationsflut zu. Mit geringem Aufwand lässt es sich viel entspannter leben, man regt sich weniger auf und hat nebenbei mehr Zeit für die angenehmen und schönen Dinge des Lebens. Anbei einige Anregungen.

Nachrichten im Fernsehen und Radio

Ist es Ihnen auch schon einmal so ergangen, dass Sie sich die Nachrichten im Fernsehen anschauen und plötzlich denken:

„Nicht schon wieder. Ich kann diese Bilder nicht mehr sehen!"

Teilweise wiederholen sich die Bilder in den Nachrichten über Wochen hinweg – und zwar täglich. Zum Beispiel immer wieder derselbe Wissenschaftler, der zum 17. Mal dasselbe Stück Fleisch

in immer denselben Mixer wirft und püriert, um immer wieder festzustellen, dass darin Pferd enthalten ist. Und das wird er immer wieder feststellen, ist ja schließlich auch immer dieselbe Aufnahme. Das nervt – zumindest meine Frau und mich.
Und dann gibt es auch Themen, wie bestimmte Sportarten, die uns gar nicht interessieren. Andere Themen wiederum sind zwar sehr wichtig und man sollte wissen, dass sie passieren. Aber ich muss nicht jeden Tag aufs Neue Bilder von Kriegsschauplätzen sehen. Ich spüre, dass mich das herunterzieht und nicht gut für mich ist. Ich möchte diese Bilder auch nicht so häufig sehen, bis ich abgestumpft bin und es mir nichts mehr ausmacht, nebenbei genüsslich mein Abendessen zu mir zu nehmen.
Oft kommt es auch vor, dass man die eine oder andere Nachricht bereits auf einem anderen Sender gesehen hat. Ein zweites Mal ist nicht erforderlich.

Früher haben wir uns fast jeden Abend die Nachrichten vollständig angesehen. Von Anfang bis zum Ende. Seit mehreren Jahren besitzen wir jedoch einen Festplattenrecorder und lassen die Nachrichten vollautomatisch aufnehmen.
So können wir die Nachrichten dann sehen, wenn wir Zeit und Lust haben. Wir schauen auch nicht mehr die gesamten Nachrichten an. Was wir nicht erneut sehen wollen oder uns nicht interessiert, überspringen wir einfach. Diese Art des Nachrichtenkonsums, bei dem wir selbst bestimmen, was wir wie oft sehen möchten, ist sehr viel angenehmer.

Ähnlich wie mit dem Fernsehen, aber fast noch intensiver (im negativen Sinne), verhält es sich mit dem Radiohören, das in vielen Büros oder zu Hause für eine permanente Hintergrundbeschallung sorgt.
Es gibt Menschen, die mit einem Radioprogramm im Hintergrund besser arbeiten können. Es gibt aber auch Menschen, deren Konzentrationsfähigkeit darunter leidet. Hier geht es aber gar nicht um die Ablenkung oder den Genuss von Musik,

sondern viel mehr um die regelmäßigen Nachrichten und sonstigen Informationen, die entweder ganz bewusst oder unbewusst aufgenommen werden.
Insbesondere spreche ich von den vielen Negativ-Informationen die halbstündlich oder spätestens stündlich wiederholt werden. Informationen wie *„Der Vater, der erst seine Frau, seine Kinder und dann sich selbst umgebracht hat. Oder ...“.*

So etwas hört man sich 6 Mal, 10 Mal oder noch öfter am Tag an. Das ist definitiv nicht gut!

Wir haben festgestellt, dass uns die Reduktion des Nachrichtenkonsums auf ein absolutes Minimum sehr gut getan hat. Es reicht aus, wenn man die wichtigsten Nachrichten ein einziges Mal sieht oder hört. Wir können es jedem wärmstens empfehlen, es selbst einmal auszuprobieren.

Bewusst fernsehen

Früher musste man pünktlich vor dem Bildschirm erscheinen, wenn man einen Film oder eine Sendung nicht verpassen wollte. Abgesehen davon, musste man auch die Werbeunterbrechungen tapfer ertragen.

Durch die heutige Technik ist das zum Glück nicht mehr erforderlich. Wie bereits zuvor beschrieben, können wir sehr einfach entscheiden, wann wir was sehen wollen. Das ist aber nur die halbe Wahrheit.

Immer wieder haben wir uns dabei erwischt, dass wir aufgenommene Filme tapfer bis zum Ende ertragen haben. Zwar konnten wir die Werbung überspringen, aber der Film wurde dadurch auch nicht besser. Oft hörten wir uns nach solchen Filmen sagen:

„Dieser Film hat sich nicht gelohnt. Den zu schauen war absolute Zeitverschwendung."

Natürlich kann man einen Film, der einem nicht gefällt, einfach abstellen und löschen. Aber dazu muss man sich erst einmal durchringen.

Hier ein Tipp, mit dem wir selbst viel Zeit und Nerven sparen:

Samstags programmiere ich alle Filme und Sendungen der kommenden Woche, die uns interessieren. Auf diese Weise haben wir immer eine gewisse Anzahl an Aufnahmen zur Auswahl. Wenn uns ein Film nach kurzer Zeit nicht gefällt und auch nicht den Eindruck macht, dass er besser wird, löschen wir ihn einfach.
Auf diese Weise haben wir uns schon so manche sinnlose Stunde vor dem Fernseher erspart. Da wir nicht mehr das Gefühl haben, etwas zu verpassen, sehen wir an manchen Tagen gar kein Fernsehen mehr. Viele Aufnahmen haben wir auch schon gelöscht, ohne überhaupt hineingesehen zu haben. Sie interessierten uns einfach nicht mehr.

Die modernen Medien fördern Ängste und Krankheiten

Zu dieser Aussage findet man im Internet zahlreiche Berichte und sehr interessante Studien. Diejenigen, die es betreffen könnte und die daran interessiert sind, werden wissen, wie sie im Internet danach suchen können. Als Anregung habe ich weiter unten einige interessante Behauptungen zusammen mit den möglichen Suchbegriffen aufgeführt.

Anmerkung: Unter Hypochondrie versteht man die unbegründete Angst, von einer ernsthaften Erkrankung betroffen zu sein.

Betroffene Menschen, auch Hypochonder genannt, sehen hinter jedem kleinen Ziehen, Stechen oder Kratzen in ihrem Körper den Beginn einer schlimmen und ernsthaften Erkrankung.
Diese Menschen werden von anderen oft belächelt, aber Hypochondrie wird als eine sehr ernstzunehmende psychische Erkrankung angesehen.

Medienberichterstattungen können dazu beitragen, Hypochondrie zu fördern und zu verstärken.
Suchbegriffe: *„morbus mohl"*

Internet-Suchmaschinen haben das Potenzial, medizinische Bedenken in negativer Hinsicht ausufern zu lassen und die Ängste der Menschen drastisch zu verstärken.
Suchbegriffe: *„cyberchonder studie"*
(Anmerkung: Cyberchonder sind Hypochonder mit Internetzugang.)

Dienste wie Facebook oder Twitter machen süchtig.
Suchbegriffe: *„social media macht süchtig"*, *„social media gefährlicher als zigaretten"*, *„entzugserscheinungen facebook"*

Was den letzten Punkt betrifft, habe ich selbst eine sehr interessante Erfahrung gemacht.

Meine Erfahrungen mit Social Media

Während meiner Heilerausbildung wurde ich Mitglied in einem sozialen Netzwerk im Internet, um mich über Termine, Treffen oder thematische Neuigkeiten auf dem Laufenden zu halten. Nur für diese Zwecke bin ich einer, eigens dafür eingerichteten, Heilergruppe beigetreten.

Das Internet und die Möglichkeiten des Social Media sind für diese Zwecke wirklich gut geeignet.

Der große Vorteil ist, dass jeder sehr leicht daran teilnehmen und seine Kommentare auch sehr einfach verbreiten kann.

Der große Nachteil ist, dass das tatsächlich ganz viele machen und auch alle möglichen und vor allem auch unmöglichen Kommentare veröffentlichen.

In der erwähnten Heilergruppe war das nicht anders.
Eine Zeit lang beobachtete ich das Geschehen und die vielen Beiträge. Schnell fiel mir auf, dass es wenig Gehaltvolles zu lesen gab. Eigentlich gab es nichts zu lesen, weshalb ich mich zu dieser Gruppe angemeldet hatte. Dafür erfuhr ich aber so wichtige Dinge wie, wessen Katze eines Morgens in ihre Milchschüssel getreten war. Ein Video gab es auch gleich dazu.
Ich erfuhr auch, welche Müslimarke der A. immer kauft und warum J. die nicht so mag. Wen es interessiert: Es lag an den Haselnüssen – die mag J. nämlich gar nicht.
Es gab schon einiges zu lesen und zu erfahren. Zum Beispiel auch, wann wer gewöhnlich zu Bett geht.
Dieses ausgeprägte Mitteilungsbedürfnis und die Qualität der Beiträge ist jedoch nichts, was speziell nur in dieser Gruppe festzustellen wäre. Es ist einfach überall anzutreffen. Ich hatte das Gefühl, dass es in diesem Netzwerk gar nicht auf den Inhalt ankommt. Die Masse der Beiträge ist wohl viel entscheidender – für was auch immer.
Möglicherweise bin ja auch ich nur der „Merkwürdige“ unter vielen „Normalen“, und ich springe jetzt mit beiden Beinen knietief von einem Fettnäpfchen ins nächste. Sorry, aber so etwas bringt mich wirklich nicht weiter, und ich muss meinen Verstand mit solchen niveaulosen Informationen auch nicht unnötig belasten. Also meldete ich mich von dieser Gruppe wieder ab.

Aus dieser Gruppe war ich zwar raus, aber ich war immer noch in dem sozialen Netzwerk eingetragen und auch für andere auffindbar. Plötzlich erhielt ich ganz viele Anfragen von Menschen, die mit mir befreundet sein wollten, die ich aber gar nicht kannte. Sogar Menschen aus Korea, mit denen ich noch nie Kontakt hatte. Da ich weder Koreanisch spreche, geschweige denn lesen oder schreiben kann, habe ich diese Anfragen einfach gelöscht. Dabei hatte ich noch nicht einmal ein schlechtes Gewissen.
Dann erhielt ich allerdings eine Anfrage von einer Person, die ich kannte, und die ich auch auf der Straße auch grüßen würde. Wirklich befreundet wollte ich mit ihr jedoch nicht sein. Vielleicht sind die Social-Media-Freundschaften ja auch gar nicht mit Freundschaften aus dem richtigen Leben zu vergleichen. Was sollte ich machen?
Lehne ich die Freundschaftsanfrage ab und ich würde diese Person durch Zufall wieder treffen, könnte das eine komische Situation sein. Neugierig war ich trotzdem geworden und ich schaute nach, was sie so im sozialen Netzwerk über sich veröffentlichen würde.
Aha. Sie hat sich gerade eine Fertigpizza in den Ofen geschoben, muss nun schnell auf Toilette und ist in wenigen Minuten wieder zurück.
Danke! So genau wollte ich das gar nicht wissen. Ich muss auch nicht wissen, ob und mit welcher Seifenmarke sie sich die Hände wäscht.
Worüber machte ich mir eigentlich Gedanken? Ich kann mir doch aussuchen, mit wem ich befreundet sein möchte und mit wem nicht. Auch diese Anfrage habe ich gelöscht. Es war für andere schon nicht einfach, mich als „Freund zu adden“.

Ich schaute mich noch einige Tage im Netzwerk um und entschloss mich dann dazu, meine Mitgliedschaft wieder komplett zu löschen. Es brachte mir einfach nichts.

Doch das Merkwürdige war, dass es mir dennoch sehr schwer fiel, mich davon zu trennen. Ich hatte das Gefühl, etwas Falsches zu machen, etwas zu verlieren oder mich irgendwie selbst auszugrenzen. Es war ein sehr beklemmendes Gefühl, dass ich so nie für möglich gehalten hätte. Als ich dann jedoch den alles entscheidenden Mausklick zur Kündigung getätigt hatte, stellte sich eine sehr große Erleichterung ein. Es war ein außerordentlich befreiendes Gefühl. Obwohl ich in diesem Netzwerk nur als Beobachter unterwegs war und selbst nie aktiv an dem Geschehen teilgenommen hatte, zeigte ich bereits eine derartige Reaktion.

Wenige Tage später schaute ich mir im Fernsehen einen Bericht über einen Jugendlichen an, der unter ärztlicher Betreuung freiwillig für zwei Wochen auf seine Online-Kontakte verzichten wollte.
Nur aufgrund meiner eigenen, eher harmlosen Erfahrungen konnte ich die Probleme, die der junge Mann dabei durchmachte, halbwegs nachvollziehen. Ohne diese eigenen Erfahrungen hätte ich viele Dinge kaum glauben können. Was der junge Mann durchmachte, war schon sehr erschreckend.

Für Menschen, die regelmäßig in sozialen Netzwerken aktiv sind, empfehle ich folgendes Experiment:

Versuchen Sie, Ihre Onlineaktivität für einen ganzen Tag komplett einzustellen. Telefonieren, so richtig per Stimme von Mensch zu Mensch, ist erlaubt. Alles andere wie Email, SMS, Facebook und dergleichen ist tabu.

Wenn Ihnen das noch gelingt, ist das gut.

Sollte es Ihnen jedoch sehr schwer fallen oder gar nicht möglich sein, stellen Sie sich einfach die Fragen, ob Sie süchtig sind und ob Sie diese Sucht krank macht.

Sollten Sie als Antwort ein JA erhalten, seien sie konsequent und reagieren sie entsprechend. Es ist Ihre ganz persönliche Entscheidung, die sich garantiert auf Ihr Leben und Ihre Gesundheit auswirken wird.

Brauche ich Gott überhaupt?

So viele Dinge ließen sich auf der Verstandesebene erklären. Und auf diesen Punkt sind wir auch erst gekommen, als wir mit unserer bisherigen Vorgehensweise und mit dem reinen Bitten um Gottes Hilfe nicht weiterkamen.

Mein Wunsch ist es, möglichst vielen Menschen bestmöglich helfen zu können. Und so begann ich, mir Gedanken darüber zu machen, ob ich nicht wesentlich einfacher viel mehr Menschen erreichen würde, wenn ich die Themen „Gott" und „Glaube" nicht so sehr in den Vordergrund stellen würde.
Die Wahrscheinlichkeit, als esoterischer oder religiöser Spinner abgestempelt zu werden, wäre dann sicherlich auch geringer. Sehr weit bin ich mit meinen Gedanken allerdings nicht gekommen. Plötzlich waren so viele Informationen und Antworten auf Fragen da, die ich noch gar nicht gestellt hatte. Ich fühlte mich, im positiven Sinne, regelrecht überrumpelt.

Die wesentlichen Punkte gebe ich hier in aller Kürze wieder:

⇨ Die „Methode mit dem Verstand" ist nicht wichtiger oder effektiver als der Glaube an Gott.

⇨ Die Ausrichtung nach Gott ist nach wie vor erforderlich und stellt sogar die Grundlage und Basis dar. Das Wissen um die Fähigkeiten des eigenen Verstandes reicht nicht aus.

⇨ Die Sache mit dem Verstand ist nur ein Schritt auf dem direkten Weg zu Gott.

⇨ Ich sollte mich einfach an all die Dinge erinnern, die mich überhaupt auf meinem Weg bis zu diesem Punkt geführt hatten.

Ich erinnerte mich an die Erlebnisse in meiner Praxis, die mich erst dazu gebracht haben, dieses Buch zu schreiben.

Ich erinnerte mich an die „Liebe Gottes“, die ich immer noch spüre und erlebe, aber mit dem reinen Verstand dennoch nicht erfassen kann.

6. Ansichten und Meinungen

Die Themen Heilung, Medizin, alternative Heilmethoden und Kirche bieten reichlich Gesprächs- und Zündstoff.
In zahlreichen Gesprächen mit Klienten, Freunden und Bekannten wurden die verschiedensten Ansichten ausgetauscht, Meinungen diskutiert und auch Fragen gestellt, die nicht immer im direkten Zusammenhang mit akuten körperlichen Beschwerden standen. Bei meinen Recherchen im Internet bin ich auch auf einige interessante Aussagen gestoßen. Besonders interessante Themen greife ich in diesem Kapitel auf.

Natürliche Fähigkeiten

Es gibt Menschen, die mit einer besonderen Fähigkeit auf die Welt gekommen sind. Zu ihnen zählt eine Frau, die mich etwa ein halbes Jahr, nachdem ich meine Praxis geschlossen hatte, anrief. Sie interessierte sich für eine Geistheilerausbildung. Sie hatte festgestellt, dass sie anderen Menschen mit dem Auflegen ihrer Hände helfen konnte und glaubte, dass sie durch eine Heilerausbildung diese Fähigkeiten verstärken könnte.

Mein erster Gedanke war, dass sie mit einer Heilerausbildung, ganz gleich welcher Art, ihre eigenen vorhandenen Fähigkeiten deutlich einschränken würde. Das sagte ich ihr allerdings nicht. Ich fragte sie vielmehr, ob und welche „energetischen" Methoden sie sonst noch praktizieren würde und wie ihre Einstellung

zu Gott sei. Ihre Vorstellung von Gott war weder durch die Kirche noch durch Gottesbilder der Esoterik „belastet“. Ansonsten würde sie das intuitive Schreiben ausüben, wofür sie aber keine besonderen Vorbereitungen treffen müsste.
Weiterhin fragte ich Sie, ob sie sich über ihre Methode des intuitiven Schreibens auch selbst ein paar einfache Ja/Nein-Fragen beantworten könne. Da sie das bejahte, gab ich ihr folgende Fragen vor:

- *Ist es gut für sie, wenn sie eine Geistheilerausbildung machen würde? – Nein.*
- *Wäre es für die Menschen gut, die sich nach ihrer Heilerausbildung hilfesuchend an sie wenden würden? – Nein.*

Sie war nicht allzu sehr überrascht und konnte mit diesen Antworten sehr viel anfangen. Ich hatte das Gefühl, dass sie die Antworten schon länger geahnt hatte, sich aber noch unsicher war. Damit war ihre ursprüngliche Frage nach einer Geistheilerausbildung sehr schnell beantwortet.
Ich erzählte ihr noch, warum ich meine Praxis einige Monate zuvor geschlossen hatte und dass ich selbst gar keine Kurse oder Seminare mehr anbieten würde.

Im Nachhinein machte ich mir zu dem Thema „natürliche Fähigkeiten“ noch weitere Gedanken. Ich meine, dass diese Menschen **ihre eigenen Fähigkeiten** nutzen und selbst herausfinden sollten, wie sie damit sich und anderen helfen können. Sie benötigen keine Methoden, die ihre eigenen Fähigkeiten in Bahnen lenken, deckeln, begrenzen oder gar durch fremde Vorstellungen ausschalten könnten.

Vielleicht sind ja die eigenen Fähigkeiten, die ohne Einweihungen und ohne Schulungsunterlagen einfach so da sind, viel mächtiger und bedeutender als alle anderen erlernbaren Heilmethoden zusammen. Vielleicht hat jeder Mensch seine ganz

eigenen, besonderen Fähigkeiten, die nur er hat, die sich nicht in ein Schema pressen lassen und die auch gar nicht auf andere Menschen übertragbar sind – selbst wenn man es wollte.
Das herauszufinden, die eigenen Fähigkeiten zu erforschen, sie sinnvoll einzusetzen und mit ihnen zu arbeiten, ist die eigentliche Herausforderung.
Nur dadurch kann etwas Neues, Besseres, Schnelleres und Effektiveres entstehen und nicht dadurch, dass man etwas Altes nachmacht. Also nur Mut. Das macht nicht nur Spaß, sondern ist auch noch kostenlos.

Sollten sie sich selbst in einer derartigen Situation befinden oder dieses Thema zu einem späteren Zeitpunkt für sie aktuell werden, könnten Ihnen die folgenden Fragen als Anregung dienen und Gewissheit verschaffen:

- *Habe ich besondere Fähigkeiten?*
- *Ist es gut, wenn ich meine Fähigkeiten aktiv nutze?*
- *Ist es gut, wenn ich meine Fähigkeiten für mich nutze?*
- *Ist es gut, wenn ich meine Fähigkeiten für andere einsetze?*
- *Kann ich diese Fähigkeiten durch eine Geistheilerausbildung fördern?*
- *Würden meine Fähigkeiten bei einer Geistheilerausbildung geschmälert werden?*
- *Ist es gut für mich, eine Geistheilerausbildung zu machen?*
- *Sind meine Fähigkeiten einzigartig?*
- *Kann mich jemand anderes darin unterrichten oder einweisen?*
- *Benötige ich irgendwelche Einweihungen?*
- *Sind irgendwelche Rituale erforderlich?*
- ...

Depressionen - Niemand kann mir helfen

Ich habe mehrere Menschen mit Depressionen kennengelernt. Über belanglose Themen wie beispielsweise das Wetter konnte man sich mit ihnen unterhalten. Sobald aber das Gespräch auch nur ansatzweise in Richtung ihrer Depressionen ging, blockierten sie. Ihre Aussagen ähnelten sich sehr. Einige davon waren:

- *„Nichts und niemand kann mir helfen."*
- *„Ich habe schon so viel ausprobiert. So viel wurde mir versprochen, aber nichts hat geholfen. Ich will nichts Neues mehr ausprobieren."*
- *„Außerdem weißt Du gar nicht, wie es ist, selbst Depressionen zu haben."*

Auf solche Aussagen habe ich zwar Antworten. Aber es war mir bisher kaum möglich, sie diesen Menschen zu sagen, da sie im selben Moment abschalten oder einfach weggehen.
Vielleicht erreicht sie meine Antwort ja auf diesem Wege. Um möglichst viele Menschen mit Depressionen zu erreichen, formuliere ich die nächsten Sätze so, als würde ich sie persönlich zu einer einzelnen Person sagen:

„In einem Punkt hast Du recht: Ich selbst hatte noch nie Depressionen und ich will mich auch gar nicht in Dich hineinversetzen. Wozu auch? Wie sollte ich Dir dann helfen können, wenn es mir genauso schlecht ginge wie Dir?
Angenommen, Du müsstest Dich an den Augen operieren lassen. Würdest Du dann einen blinden Chirurgen bevorzugen, nur weil dieser eher nachempfinden kann, wie Du Dich fühlst? Wohl kaum. Es ist also völlig unerheblich, ob ich selbst schon einmal erfahren habe, wie sich Depressionen anfühlen.

Für mich sind Depressionen ganz normale Symptome wie so viele andere auch. Und ich weiß, wie einfach sich die Ursachen für alle möglichen Symptome beseitigen lassen. Das habe ich während meiner Praxisarbeit schon so oft gesehen und erlebe es immer wieder, wenn sich die Menschen direkt an Gott wenden.

Du sagst, dass Dir niemand helfen kann. Einer kann Dir aber ganz gewiss helfen, und das ist Gott. Doch die Sache hat eine Besonderheit: Du müsstest ihn persönlich darum bitten.
Ganz gleich, welche Ursachen hinter Deiner Depression stecken mögen, zusammen werdet Ihr sie bestimmt beseitigen.

Das würde aber voraussetzen, dass Du selbst überhaupt etwas an Deiner Situation ändern möchtest. Bist Du dazu nicht bereit, werden Dir in der Tat weder Medikamente noch Behandlungen helfen und Du kannst dann weiterhin das Versagen bei den anderen suchen und sagen, dass die Ärzte nichts taugen, die Medikamente und Methoden wirkungslos sind und Dir niemand helfen kann.

Würde Deine Aussage stimmen, dass Dir niemand helfen kann, würdest Du damit sagen, dass auch Gott Dir nicht helfen kann. Wenn Du an Gott glaubst, denkst Du wirklich, dass Gott so unfähig ist und mit einer Depression nicht fertig werden würde?

Und wenn Du nicht an Gott glaubst, könntest Du es trotzdem einmal mit der Ausrichtung versuchen. Du gehst dabei kein Risiko ein und kannst nur gewinnen.

Sicherlich ist es enttäuschend, wenn so viele Methoden bei Dir nicht angeschlagen haben. Vielleicht war für Dich einfach noch nicht die passende dabei. Jetzt weißt Du wenigstens ganz genau, welche Methoden bei Dir nicht gewirkt haben.

Aber woher nimmst Du die Gewissheit, dass die anderen Möglichkeiten, die sich Dir noch bieten, auch nicht wirken werden? Was macht Dich so besonders, dass ausgerechnet bei Dir gar nichts wirken sollte?

Vielleicht ist der nächste Schritt genau der, der Dich ans Ziel bringen wird. Vielleicht ist dieser Schritt ja auch Dein erster Schritt auf dem direkten Weg zu Gott.

Letztendlich ist es nur einer, der Dir wirklich helfen kann. Das ist der, der den ersten Schritt machen muss. Das bist ***DU*** *selbst!*

Bist Du zu diesem Schritt bereit?
Ich wünsche es Dir von ganzem Herzen."

Für betroffene Menschen könnten sich meine Worte wie ein Schlag ins Gesicht anfühlen und sie wütend machen. Schließlich weiß ich ja nicht, wie sich Depressionen anfühlen. Aber wenn das sogar Absicht von mir wäre – was wäre daran falsch?

Liegt ein Mensch bewusstlos oder verletzt am Boden und droht sein Bewusstsein zu verlieren, tut man doch alles, um ihn bei Bewusstsein zu halten oder wieder ins Bewusstsein zurück zu holen. Wenn es gar nicht anders geht, gibt man ihm leichte Ohrfeigen. Und manchmal müssen die Ohrfeigen auch etwas kräftiger ausfallen.
Niemand würde auf die Idee kommen und solche Ohrfeigen als Prügel, Strafe oder Angriff ansehen, sondern eher als lebensrettende Maßnahmen.

Ich kann keinen großen Unterschied zwischen einem Menschen, der bewusstlos am Boden oder einem Menschen, der mit Depressionen am Sofa liegt, erkennen.

Beide benötigen dieselbe Hilfe. Beide müssen wieder in ihr Bewusstsein zurückgeholt bzw. aus ihrer Ohnmacht herausgeholt werden.

Wenn der Beruf krank macht

Karriere um jeden Preis

Es gibt Menschen, die bereits ihren Traumberuf gefunden hatten und genau das machten, was ihnen nicht nur Geld einbrachte, sondern ihnen auch Freude und Glück bescherte. Irgendwann standen sie dann vor der Entscheidung, auf der Karriereleiter aufsteigen zu können. Nicht selten führte diese Leiter jedoch von ihrem Traumberuf weg zu neuen Tätigkeiten. Eine Zeit lang schien dann auch alles gut zu sein. Aber irgendwann merkten sie, dass sie die neue Arbeit krank machte und ihnen die alte Arbeit fehlte.

Die Lösung wäre eigentlich ganz einfach. Man müsste auf der Karriereleiter nur eine Stufe hinuntersteigen und seinen alten Job wieder ausüben. Diese Möglichkeit gibt es bestimmt. Aber sie passt nicht so richtig in unser heutiges Gesellschaftsbild.

Hier gilt es nun, eine wichtige Entscheidung zu treffen:

Was ist wichtiger? Ein glückliches Leben, die eigene Zufriedenheit, ein Job, der wieder Spaß macht? Oder doch eher das, was die anderen über einen denken und reden könnten?

Aber was würden die anderen eigentlich denken und reden?

Vielleicht würden sie ja sogar zu einem aufsehen und den Mut bewundern. Und selbst wenn sie sich negativ äußern würden, wie lange würde das anhalten? Eine Woche, einen Monat oder vielleicht ein halbes Jahr?

Welche Zeit wäre einfacher zu überstehen?
Ein paar Wochen fragwürdiger Blicke oder ein Job, von dem man genau weiß, dass er einen bis zum Renteneintritt krank macht.

Vielleicht hat nicht jeder die Möglichkeit, sich seinen Traumjob aussuchen zu können oder wieder in seinen aufgegebenen Traumjob zurückzukehren. Zumindest nicht von heute auf morgen. Aber selbst wenn es nicht sofort möglich ist, kann man bestimmt langfristig etwas ändern. Wenn man weiß, dass man noch 20 oder 30 Jahre arbeiten wird, bleibt genügend Zeit für sein Ziel etwas zu tun.

Den eigenen Job hinterfragen

Auf den ersten Blick scheint jeder Beruf und jede Tätigkeit, mit der man seine Familie ernähren, die Miete bezahlen und seinen Kindern eine gute Ausbildung ermöglichen kann, sinnvoll und gut zu sein. Wenn dann noch etwas Geld übrig bleibt, um hin und wieder etwas an Bedürftige und an Hungerleidende zu spenden, ist doch alles in Ordnung.
Was soll verkehrt daran sein?

Hierzu ein Beispiel: Jemand klagt über schreckliche Albträume, in denen er immer wieder zerfetzte Körper von Menschen sieht. Er kann kaum noch schlafen. Was könnte die Ursache sein?
Vielleicht steckt ja der eigene Beruf dahinter, wenn die betroffene Person beispielsweise in der Rüstungsindustrie arbeitet.

Vielleicht ist aber auch nur das eigene Aktiendepot dafür verantwortlich, in dem Aktien der Rüstungsindustrie enthalten sind. Auch auf diese Weise profitiert man ganz eindeutig von den Kriegen und dem Elend, welches diese verursachen. Allein durch den Besitz bestimmter Aktien bereichert man sich auf Kosten anderer und nimmt deren Leid und Tod billigend in Kauf.

Zugegeben, dieses Beispiel mag etwas extrem sein. Es lässt sich aber auf viele andere Bereiche ausweiten. Zum Beispiel auf die Spekulation mit Lebensmitteln, das Wetten auf Staatspleiten, Aktien von Firmen, denen die Zerstörung von Lebensräumen, der Umwelt und Menschenleben egal sind.
Möglicherweise wissen viele Aktienanleger gar nicht, womit sie ihre Gewinne erzielen und welche Aktien sich in ihren Depots befinden. Grund genug, einmal etwas genauer auf die Inhalte und nicht nur auf die Rendite zu schauen.
Und ganz ehrlich: diejenigen, die ganz genau wissen, dass sie auf Kosten anderer Menschen Profit machen, Kriege, Hungersnöte, Elend und Tod billigend in Kauf nehmen, die dürfen auch weiterhin ihre Albträume träumen.

Geld an sich ist nichts Schlechtes. Nur sollte man stets im Auge behalten, für was es eingesetzt und auf wessen Kosten und zu welchem Preis es erwirtschaftet wird.

Der Mensch reagiert sehr stark auf alles, was er tut, was er isst, was er denkt, was er wie zu anderen sagt und eben auf welche Weise er seinen Lebensunterhalt verdient. Da die eigene Arbeit im Normalfall ein wesentlicher Bestandteil im Leben eines Menschen ist, wirkt sie sich auch in besonderem Maße auf das eigene Wohlbefinden und die eigene Gesundheit aus.

Achten Sie daher bei der Berufswahl und bei allem anderen, was sie tun, darauf, dass nicht nur Sie sich dabei wohlfühlen.

Achten Sie auch darauf, ob und wie sich Ihre Tätigkeit auf andere auswirkt.

Schauen Sie nicht nur auf den eigenen finanziellen Vorteil, sondern vor allem auf die Vorteile für Ihr Herz und Ihre Seele, und verlieren Sie dabei die anderen nicht aus dem Blick.

Sauer auf Gott

Obige Beispiele zeigen, dass man sich bei der Suche nach möglichen Ursachen für die eigenen Probleme durchaus Gedanken um seinen Beruf machen sollte:

„Bin ich mit meinem Beruf zufrieden? Macht mich mein Job krank? Kann ich etwas daran ändern? Will ich überhaupt etwas ändern?"

Das sind Fragen, die sich jeder einzelne nur selbst beantworten kann. Und wenn es etwas zu ändern gibt, dann muss er auch selbst aktiv werden. Trotzdem habe ich Menschen kennengelernt, die tatsächlich auf Gott sauer waren, weil er ihnen angeblich Jahre ihres Lebens geraubt und sie mit Depressionen beglückt habe.
In den Gesprächen wurde aber sehr schnell deutlich, dass sie die Ursachen für ihre Probleme und Depressionen sehr genau kannten.

Oft war es der Beruf, der sie krank machte. Und obwohl ihnen diese Ursache bekannt war, machten sie Gott für ihre Probleme verantwortlich. Das ist sehr schade, denn diese Denkweise erleichtert nicht gerade eine direkte Ausrichtung nach Gott.
Vielleicht helfen ja die folgenden Überlegungen dabei, die Dinge wieder ins rechte Licht zu rücken:

- *Übe ich wirklich meinen Traumberuf aus, den ich mir selbst ausgesucht habe, oder ist es ein Beruf, den andere als standesgemäß für mich bestimmt haben?*
- *Hat Gott den Beruf für mich ausgewählt, oder habe ich meine Berufswahl selbst getroffen?*
- *Als ich merkte, dass mich meine Arbeit krank machte, habe ich mich an einen anderen Ort versetzen lassen, obwohl die Arbeit dieselbe war, oder hatte Gott meinen Versetzungsantrag gestellt und unterschrieben?*

Vieles im Leben kann schieflaufen. Aus Bequemlichkeit machen wir aber allzu oft andere oder Gott dafür verantwortlich.

Eine großartige Fähigkeit der Menschen ist es jedoch, dass er aus seinen Fehlern lernen und es zukünftig besser machen kann. Trauen Sie sich und gestehen Sie sich auch eigene Fehler ein, wenn Sie diese erkannt haben. Halten Sie nicht an alten Fehlern, Sorgen und längst erledigten Problemen fest, die sich im Nachhinein eh nicht mehr ändern lassen.

Konzentrieren Sie sich lieber auf das Schöne und Gute, welches das Leben für Sie bereithält.

Neid - mit anderen tauschen wollen

Immer wieder kann man Sätze hören wie:

„Hat der es gut. Mit dem würde ich gerne tauschen."

Die Motivation dabei kann ganz unterschiedlich sein.
Einige sehen in der anderen Person eine Art Vorbild, dem sie gerne nacheifern und sich dafür auch in gewissem Maße selbst anstrengen würden. Gegen diese Art von Neid ist nichts einzuwenden.
Andere hingegen möchten sich selbst auf keinen Fall anstrengen, aber dennoch denselben Erfolg haben. Da dies kaum möglich sein wird, gönnen Sie dem anderen dessen eigenen Erfolg nicht. Diese Art von Neid wird auch Missgunst genannt und ist letztendlich eine andere Ausdrucksform für die eigene Unzufriedenheit, dem Zweifel an den eigenen Fähigkeiten, einem bestehenden Minderwertigkeitsgefühl und vielem mehr. All das sind Faktoren, die krank machen können. Möglicherweise kommt daher die Redewendung: *„Vom Neid zerfressen sein"*.

Doch ganz gleich, welche Motivation hinter dem Wunsch stehen mag, sein eigenes Leben mit dem Leben eines anderen tauschen zu wollen: Dieser Wunsch bezieht sich meistens nur auf den Erfolg und Äußerlichkeiten wie ein großes Haus oder teure Autos. Dass viele erfolgreiche Menschen dafür auch sehr viel mehr von sich selbst abverlangen, als andere es tun, ist ein ganz anderes Thema.

Was bei all dem Neid und dem Wunsch, das Leben eines anderen führen zu wollen, übersehen wird, sind die eigentlichen Menschen, die wie alle anderen auch mit Ängsten, Beziehungsproblemen, Druck, Trauer und Sorgen zu kämpfen haben. Diese inneren Belastungen und der seelische Preis, den sie für ihren Erfolg möglicherweise bezahlen, sieht man ihnen jedoch nicht an.

Doch hin und wieder erfährt man davon aus den Medien, wenn sich beispielsweise eine prominente Persönlichkeit unerwartet wegen Erschöpfung oder Burnout aus der Öffentlichkeit zurückgezogen hat, dem Alkohol oder Drogen verfallen ist oder sich gar das Leben genommen hat. Verständlicherweise möchte dann niemand mehr sein eigenes Leben mit dem des Betroffenen tauschen.

Aus unterschiedlichsten Studien und Umfragen geht hervor, dass die Menschen ihr Glück, ihr Einkommen und ihren Erfolg häufig an dem Glück, dem Einkommen und dem Erfolg anderer festmachen.
In einer Umfrage wurde den Teilnehmern die Frage gestellt, ob sie für dieselbe Arbeit gerne mehr Geld verdienen würden. Die einzige Bedingung wäre, dass der Nachbar ebenfalls mehr Geld bekommen würde – und zwar etwas mehr als man selbst.
Das erstaunliche Ergebnis war, dass viele der Befragten unter dieser Bedingung lieber auf mehr Geld verzichten würden. Sie würden sich selbst lieber klein halten, auf ihr eigenes Wohl verzichten und sich selbst schaden, nur damit es dem Nachbarn nicht besser gehen würde als ihnen.

Mit Selbstliebe, die meiner Meinung nach für Heilung zwingend erforderlich ist, hat eine derartige Einstellung wenig zu tun. Man könnte sie eher mit Selbsthass umschreiben.

Die Menschen müssen verstehen, dass sie ihr Glück, ihre Zufriedenheit und damit einhergehend auch ihre Gesundheit nicht von den Äußerlichkeiten anderer Personen abhängig machen sollten.

Wer mit seiner Situation, mit seinem Leben, mit seiner Gesundheit oder mit seinem Glauben unzufrieden ist, muss bei sich selbst etwas ändern und bei sich selbst aktiv werden, und nicht die Ursachen oder Lösungen zu seinen Problemen bei anderen suchen.

Gott hört mich nicht

Der folgende Satz steht exemplarisch für sehr viele Aussagen dieser Art:

„Ich bete so oft zu Gott, dass er mir helfen möge. Dass er den Streit zwischen mir und meinen Kindern beilegen möge. Aber er hört mich einfach nicht. Es tut sich nichts.“

Dass sich „nichts tut“, könnte mehrere Gründe haben:

- Die betreffende Person wendet sich nicht direkt an Gott, sondern an ein Gottesbild, das mit Gott gar nichts zu tun hat.
- Die betreffende Person bekommt zwar Antworten, will diese aber gar nicht hören oder in die Tat umsetzen.
- Nicht Gott ist gefordert, sondern die betreffende Person selbst ist gefordert.

Wenn beispielsweise zwischen mir und einer anderen Person ein klärendes Gespräch erforderlich ist, muss ich es persönlich führen. Ich kann nicht erwarten, dass Gott das für mich macht.

Bevor ich Gott um Hilfe bitte, sollte ich überlegen, was ich selbst zur Verbesserung meiner Situation beitragen kann und zunächst das erledigen, was in meiner eigenen Macht steht. Und glauben Sie mir: Das ist nicht wenig.

Zumindest muss die Bereitschaft dazu bestehen, Dinge zu ändern, die man selbst ändern kann und die auch geändert werden müssen.

Wer heilt, hat Recht

So viele Heilmethoden es gibt, so viele Gruppierungen an Verfechtern und Gegnern derselben gibt es auch. Die einen machen die anderen schlecht und umgekehrt ebenso. Es werden sogar Demonstrationen gegen den Einsatz von Homöopathie organisiert. Man braucht im Internet einfach nur nach „Forum und Homöopathie" zu suchen. Die Diskussionen, die dort stattfinden, haben mit Argumenten nichts mehr zu tun. Dort findet ein regelrechter Glaubenskrieg auf unterstem Niveau statt. Befürworter und Gegner beschimpfen sich gegenseitig als Ignoranten und Schwachköpfe. Dass das geistige Heilen bei den Verfechtern der Schulmedizin noch schlechter als die Homöopathie abschneidet, ist da nicht weiter verwunderlich.
Ein häufig zitierter Satz bei solchen Auseinandersetzungen ist:

„Wer heilt, hat Recht."

Und das ist doch die Hauptsache. Zumindest aus der Sicht der Patienten. Aus Sicht der Pharmaindustrie mag das schon wieder ganz anders aussehen. Weil es hier bekannterweise eher um Profit und Macht geht. Da könnten kostengünstigere alternative Methoden, aus denen die Pharmaindustrie keinen Gewinn schlagen kann, durchaus als störend empfunden werden.

Früher habe ich bei Problemen Medikamente eingenommen. Trotz hin und wieder auftretender Nebenwirkungen war ich froh darüber, dass es sie gab und sie mir geholfen haben. Unsere Hausapotheke war gefüllt mit allerlei Medikamenten.
Später sind wir immer mehr auf homöopathische Mittel (Globuli = Zuckerkügelchen ohne Wirkstoff aber mit Wirkung) umgestiegen, die uns genauso gut wie die früheren Medikamente geholfen haben. Allerdings hatten die Globuli keine Nebenwirkungen.

Bei dem jährlichen Ausmisten unserer Hausapotheke merkten wir schnell, dass immer mehr Medikamente abgelaufen und keine neuen mehr dazugekommen waren. An deren Stelle war eine Grundausstattung an Globuli und Schüsslersalzen getreten.
Etwa drei Jahre nachdem wir mit der energetischen Heilarbeit begonnen hatten, stellten wir fest, dass in unserer Hausapotheke auch die homöopathischen Mittel und Schüsslersalze größtenteils ungenutzt und abgelaufen waren.

Aus der Sicht eines Verfechters der Schulmedizin muss ich aufgrund solcher Äußerungen wohl ein ganz großer Ignorant und Spinner sein, weil ich an Zuckerkügelchen ohne Wirkstoff und wundersame Energien glaubte. Mir ist das aber total egal. Ich freue mich über meine eigene Gesundheit und die Gesundheit meiner Familie. Und wenn jemand damit ein Problem haben sollte, dann ist das ganz alleine sein Problem.
Im Gegensatz zu vielen Kritikern, die nur die Schulmedizin kennen und nie etwas anderes ausprobieren würden, hatten wir uns getraut, auch andere Wege zu gehen. Wenn uns die Homöopathie nicht geholfen hätte, wären wir auch wieder zur klassischen Schulmedizin zurückgekehrt. Und ehrlich gesagt, spielt es für mich gar keine Rolle, warum die Globuli bei uns funktioniert haben. Einzig das Ergebnis, die Gesundheit, ist doch wichtig.

Unser danach folgender Schritt dürfte die bereits erwähnten Kritiker wohl vollends in den Wahnsinn treiben. Seit unserer Ausrichtung nach Gott haben wir bis jetzt weder Medikamente, noch Globuli und keine Behandlungen durch Dritte benötigt. Was uns hilft und heilt, ist ganz offensichtlich das Vertrauen in die eigenen Fähigkeiten, sowie der Glaube und unsere direkte Ausrichtung nach Gott.
Wir fühlen uns aber keineswegs als unverwundbar oder unsterblich. Das wäre wirklich Blödsinn. Aber unsere eigene Erfahrung, seit so langer Zeit auf keinerlei Medikamente und Mittelchen mehr angewiesen zu sein, ist einfach toll.

Diese Erfahrung wünsche ich allen Menschen, auch den ärgsten Kritikern. Vor allem wünsche ich meinen Lesern, dass auch sie diese Erfahrung machen können.

Damit jetzt keine Missverständnisse aufkommen: Ich fordere niemanden dazu auf, seine verschriebenen Medikamente abzusetzen oder an der Dosierung etwas zu ändern. An einer ärztlich verordneten Therapie oder Medikamenteneinnahme sollte nie etwas eigenmächtig geändert werden, sondern immer nur in Rücksprache mit dem behandelnden Arzt.
Ich möchte lediglich aufzeigen, dass sich ein Blick über den Tellerrand durchaus lohnen kann.

Ich brauche Beweise

„Das hört sich ja alles sehr toll an, und es wäre schön, wenn das tatsächlich so ginge. Aber ich kann es nicht glauben. Kannst du es beweisen?"

Wie sollte ein Beweis denn aussehen?

Wenn sich bei einer anderen Person eine äußerlich sichtbare Verbesserung einstellt, könnte das möglicherweise als Beweis durchgehen. Aber auch nur dann, wenn einem Zweifler absolut keine alternative Erklärung dazu einfiele, was die Veränderung sonst noch hätte bewirken können.

Wenn ich sage, dass ich innerhalb weniger Sekunden nicht mehr auf meine Krücken angewiesen war, oder sich ein anderes Mal sehr starke Rückenschmerzen ebenfalls in Sekundenschnelle auflösten, können Sie mir das glauben oder nicht. Selbst wenn Sie es mir glauben würden, wäre das kein eindeutiger Beweis, weil ja die Möglichkeit bestünde, dass ich simuliert oder gar gelogen habe. Persönlich jedenfalls haben Sie es nicht gesehen. Ganz kompliziert wird es mit dem Beweisen, wenn es sich um nicht sichtbare Probleme handelt. Beispielsweise lassen sich Kopfschmerzen, Ängste, Albträume oder Trauer nicht sehen und auch auf Röntgenbildern nicht sichtbar machen. Hier muss man der betroffenen Person einfach glauben, wenn Sie behauptet, dass es ihr besser geht.

Ein richtiger Beweis ist also nur dann möglich, wenn eine Heilung am eigenen Leib erfahren wird. Und dafür müsste derjenige, der einen Beweis fordert, selbst aktiv werden.

Abgesehen davon könnte ich, selbst wenn ich wollte, keine Beweise erzwingen, weil nach meiner Auffassung die Heilungen aufgrund des persönlichen Glaubens und durch die persönliche Ausrichtung der Menschen nach Gott geschehen. Könnte ich Heilungen herbeiführen, würde das im Umkehrschluss bedeuten, dass ich sowohl den Glauben als auch die Ausrichtung der Menschen nach Gott steuern könnte. Aber das kann ich nicht.

Und wenn ich Menschen durch eigene Fähigkeiten heilen könnte, wem würde es nutzen? Dann würde ich vielleicht als ein Wunderheiler dastehen, zu dem dann die bequemen Kranken hineilen, um sich wie gewohnt bedienen zu lassen. Sicherlich könnte ich damit auch viel Geld verdienen. Wenn für mich solch eine Selbstdarstellung als Heiler im Vordergrund stehen würde, hätte ich meine Praxis bestimmt nicht geschlossen und dieses Buch würde nicht existieren.

Es geht schon lange nicht mehr um das „Sich-Bedienen-Und-Behandeln-Lassen“ sondern um das „Selbst-Aktiv-Werden“. Und in diesem Sinne lassen sich Beweise nicht auf Knopfdruck präsentieren. Doch jeder kann die Beweise an sich selbst erleben, wenn er dazu bereit ist, selbst aktiv zu werden und sich direkt an Gott zu wenden.

Auf alles eine Antwort

Als Kommentar zu den verschiedensten Heilmethoden habe ich schon öfters Sätze und Fragen wie die nachfolgenden gelesen und gehört:

„Wenn das so ginge und das so stimmen würde, dann ... .
Müsste dann nicht auch AIDS und Krebs sofort heilbar sein?
Und was ist mit den Umweltkatastrophen und den vielen anderen Problemen?
Warum kommen immer noch Babys, die für Nichts etwas können, schwer krank oder gar behindert auf die Welt?“

Zu solchen Fragen und Einwänden sehe ich zwei Ansatzpunkte.

Ausrede und Bequemlichkeit

Mir ist aufgefallen, dass derartige Einwände überwiegend von Menschen kommen, die am wenigsten bereit sind, etwas an ihrem Leben zu ändern.

Etwa nach dem Motto:

„Wenn du für die großen Weltprobleme keine Lösung hast, warum sollten dann die anderen Dinge, die du von dir gibst, zutreffen?
Warum sollte ich mir die Mühe machen und bei mir selbst anfangen?“

Die fehlenden Antworten auf die großen weltbewegenden Probleme werden als willkommene Ausrede genommen, um nicht mit den erforderlichen kleinen Schritten anfangen zu müssen, die einen selbst betreffen.

Und genau da ist der Knackpunkt. Jede große Veränderung beginnt mit einem oder sehr vielen kleinen Schritten. Wenn sehr viele Menschen ihr Verhalten in wenigen Kleinigkeiten positiv verändern, werden die großen Veränderungen automatisch geschehen.

Würde mir persönlich die obige Frage gestellt werden, würde meine Antwort so lauten:

„Ich habe nicht auf alles eine Antwort. Ich erhebe nicht den Anspruch, allwissend zu sein. Ich erlaube mir auch, meine eigenen Überzeugungen immer wieder zu hinterfragen und zu überdenken. Ich nehme dabei in Kauf, auch den einen oder anderen Fehler zu machen. Die Hauptsache ist, dass ich aktiv werde. Nur wer aktiv wird, kann auch Fehler machen.

Wer keine Fehler macht, ist entweder perfekt, ängstlich oder faul. Jeder ist gefordert, die Dinge anzugehen, die im Rahmen seiner Möglichkeiten liegen. Nur so kann sich etwas ändern – sowohl im Kleinen als auch im Großen.

Fortschritt bedeutet, den nächsten Schritt zu tun, ganz gleich wie klein und unbedeutend er sein mag. Den nächsten Schritt nicht zu gehen, nur weil man vielleicht für den übernächsten Schritt noch keine Lösung sieht, bedeutet schlicht und einfach: Stillstand!“

Solch eine Phase des Stillstands hatte ich auch schon erlebt.
Als ich mit meinen bisherigen Erkenntnissen bei mir selbst nicht mehr weitergekommen war, hatte ich meine gesamte Arbeit in Frage gestellt. Ich kam mit dem Schreiben dieses Buches ins Stocken und fragte mich, wie ich denn überhaupt anderen Menschen helfen könnte, wenn ich mir im Moment selbst nicht helfen konnte. Ich war fast froh, dass niemand anrief und mich um Hilfe bat.

Als mich dann jedoch das nächste Mal wieder Hilfesuchende anriefen und ich ihnen sehr schnell helfen konnte und sie sich auch noch für mein Buch interessierten, merkte ich, wie falsch mein Stillstand war.

Hätte ich darauf gewartet, bis ich auf alles eine endgültige und perfekte Antwort gehabt hätte, dann wäre dieses Buch niemals erschienen.

Es geht nicht darum, alle Lösungen fix und fertig auf einem silbernen Tablett serviert zu bekommen, sondern darum, aktiv zu werden und den eigenen ersten Schritt zu wagen. Der Rest ergibt sich oft von ganz alleine.

Wer ist schuld?

Der zweite Ansatzpunkt besteht aus einer ganz simplen Gegenfrage:

„Wer ist denn überhaupt schuld an den großen Problemen dieser Welt?“

Nahezu alle großen Probleme dieser Zeit haben die Menschen selbst zu verantworten. Die Folgen der Atomstrahlung, der Umweltverschmutzung und selbst Tierseuchen wie BSE (Rinderwahnsinn) sind einzig auf die Menschen zurückzuführen, um nur einige Beispiele zu nennen.

Die Menschen haben damit begonnen, aus den Katastrophen zu lernen und sich der Zusammenhänge bewusst zu werden. Doch obwohl sie die Zusammenhänge kennen, scheitert es leider noch an der Bereitschaft, an den Prioritäten etwas ändern zu wollen.
Noch steht der Profit vor der Umwelt oder dem Wohl und der Gesundheit aller Menschen.

Die Ausrichtung nach Gott kann bei der Neubewertung der Prioritäten sehr hilfreich sein.
Der direkte Weg zu Gott zeichnet sich durch ein konsequentes Handeln in allen Lebensbereichen aus. Mein Handeln kann ich jeden Tag aufs Neue bestimmen, jederzeit anpassen und auch wieder ändern, wenn ich merke, dass ich auf dem Holzweg bin. Doch nur, wenn ich mit dem Handeln anfange, kann sich auch etwas ändern.

Wenn durch das Fehlverhalten der Menschen, teilweise über Generationen hinweg und teilweise auch mit meiner eigenen Unterstützung oder Duldung, so gravierende Probleme entstanden sind, dann muss ich mich gegebenenfalls auch damit abfinden, dass die Behebung dieser Probleme ebenfalls eine lange Zeit in Anspruch nehmen kann. Und wenn ich selbst nicht mehr von all meinen positiven Maßnahmen profitieren werde, dann habe ich zumindest einen Grundstein für eine bessere und gesündere Zukunft für meine Kinder und deren Kinder gelegt.

Bei mir funktioniert es nicht

Ich konnte schon sehr vielen Menschen helfen, indem ich ihnen erklärte, wie sie die Ursachen für ihre Probleme herausfinden und auflösen können. Ich erzählte ihnen auch, von welch großer Bedeutung der direkte Kontakt zu Gott dabei ist. Obwohl sie es zur Kenntnis nahmen, blieb ihr Hauptaugenmerk jedoch auf der Technik des Fragestellens hängen. Dann hörte ich später immer wieder Aussagen wie:

„Ich komme nicht weiter. Mir fallen einfach nicht die richtigen Fragen ein oder ich bekomme keine Antworten. Wenn ich mit dir spreche, geht alles viel einfacher. Warum funktioniert es bei mir nicht?"

Um Antworten über sich selbst zu erhalten, muss man zunächst wieder zu sich selbst und zu seinem eigenen Herzen finden. Oft ist aber der Weg zum eigenen Herzen, zu den richtigen Fragen sowie den Antworten durch falsche Glaubenssätze und allerlei Ballast versperrt.

Machen Sie zunächst Ihren Weg mit Hilfe der direkten Ausrichtung nach Gott frei. Ich empfand diese als schlagartige Beseitigung allen unnötigen Ballasts auf meinem Weg. Zusammen mit Gott geht alles sehr einfach und schnell. Mehr noch: Ohne ihn scheint gar nichts zu gehen.

Das Fragenstellen ist nur ein Schritt auf dem Weg zu Gott und zu sich selbst. Würde ich nur diesen einen Schritt auf eine reine Technik zur Behebung von Symptomen reduzieren, würde ich auf meinem Weg zu Gott auf der Stelle stehen bleiben und mir würden auch keine Fragen mehr einfallen oder ich würde keine Antworten mehr erhalten. Es geht also nicht um einen einzelnen Schritt, sondern um den Weg und um die Bereitschaft, diesen Weg gehen zu wollen.

Wem trotz aller Bemühungen und der Ausrichtung nach Gott und sich selbst keine Fragen einfallen wollen, für den habe ich die folgende Anregung:
Jeden Tag gehen einem hunderte Gedanken durch den Kopf und man trifft unzählige Aussagen und bildet sich neue Meinungen. Viele Aussagen werden wie selbstverständlich daher gesagt.
Doch wie richtig sind solche Aussagen, die man über sich selbst trifft? Die einfachste Einstiegsfrage könnte lauten: *„Stimmt das überhaupt?“*

Ein Klient sagte einmal zu mir:

„Ich würde mich ja gerne intensiver mit meinen Problemen und dem Fragestellen beschäftigen. Aber ich kann es noch nicht. Ich ***denke****, dass das sehr zeitaufwendig ist und ich viel Zeit dafür brauche, wodurch dann meine Arbeit liegenbleiben würde.“*

Und genau in diesem „Denken“ ist der eigentliche Knackpunkt. Das, was der Kopf denkt und glaubt zu wissen, unterscheidet sich oft sehr stark von dem, was das eigene Herz weiß und spürt. Ich nahm die Aussage des Klienten zur Kenntnis und formulierte für ihn daraus die folgenden Fragen:

- *Stimmt diese Aussage überhaupt?* – Nein.
- *Kann ich es schon?* – Ja.
- *Ist das Fragenstellen zeitaufwendig?* – Nein.
- *Wird meine Arbeit dadurch liegenbleiben?* – Nein.

Damit waren die ersten vier Fragen in weniger als einer halben Minute gestellt und beantwortet.

Eine zweite einfache Einstiegsfrage lautet: *„Warum ist das so?“*
Diese Frage konnte bisher meistens jeder beantworten, der sie sich stellte.

Aus den Antworten ergeben sich ganz automatisch weitere Fragen, sobald man fragt, ob die vorherige Antwort etwas mit der Ursache des Problems zu tun hat.

Hierzu folgendes Beispiel:

In einem Gespräch erwähnte ein Klient ganz nebenbei, dass er sehr müde sei. Seit einigen Wochen würde er so schlecht schlafen. Ich fragte ihn: *„Warum ist das so?"*.

Er sagte, dass er nicht schlafen könne, weil er sich Sorgen um die berufliche Zukunft seines Kindes mache. Aufgrund dieser Antwort gab ich ihm folgende Fragen vor:

- *Hängen meine Schlafstörungen mit den Sorgen um mein Kind zusammen?* – Ja.
- *Muss ich mir diese Sorgen machen?* – Nein.
- *Sind die Sorgen unnötig?* – Ja.
- *Schaden mir diese Sorgen?* – Ja.
- *Machen mich die Sorgen krank?* – Ja.
- *Kann ich die Sorgen loslassen?* – Ja.
- *Kann ich sie jetzt gleich auflösen?* – Ja.
- *Ist das Thema jetzt erledigt?* – Ja.

Plötzlich fiel ihm auf, dass seine Knieschmerzen, die ihn schon wochenlang beschäftigten, weg waren. Diese hatte er bisher gar nicht erwähnt. Er wunderte sich nur und fragte mich, ob das mit dem Vorgang von eben zusammenhängen könnte.
Ich antwortete ihm: *„Was fragst du das mich? Das ist deine Frage, die du dir selbst beantworten kannst."*

Also stellte er sich die Frage, ob die Sorgen um sein Kind auch die Ursache für seine Knieschmerzen waren. Seine Antwort darauf war ein JA.

Dieses Beispiel zeigt einmal mehr, dass negative Emotionen wie Ängste, Sorgen usw. tatsächlich krank machen können.

Manchmal sehen die Menschen auch einfach den Wald vor lauter Bäumen nicht. Sehr oft hörte ich schon Sätze wie:

„Ich frage mich schon immer, ob ... .“

„Ich vermute ja, dass die Ursache für ... ist.“

„Ich weiß ja nicht so recht, ob ... das Richtige für mich ist.“

„Könnte es sein, dass ...?“

Auf solche Aussagen erwidere ich: *„Dir liegt die Frage doch schon auf der Zunge. Stell sie doch einfach.“*

Der Vorteil dabei ist, dass mit jeder Antwort der Kopf immer freier und das Herz immer leichter wird. Es ist wirklich nicht schwer, sich Klarheit zu verschaffen. Man muss eigentlich nur wollen. Und selbst aus dem letzten Satz lässt sich eine wichtige Frage formulieren: *„Will ich das überhaupt?“*.

Ich hatte schon einige Klienten, die sich ständig über ein und dasselbe Symptom beschwerten und ziemlich genau die Ursache dafür kannten. Sie glaubten, die Ursache nicht lösen zu können. Doch aufgrund der obigen Frage erkannten Sie, dass sie die Ursache gar nicht lösen wollten. Diese überraschende Erkenntnis hatte sie nachdenklich gemacht und letztendlich zum Erfolg geführt.

Wenn Sie anfangen, Ihre eigenen Glaubenssätze und Meinungen zu hinterfragen, werden Sie über so manche Antwort überrascht sein.

Anderen Menschen helfen

Bisher habe ich mit meinen Ausführungen Menschen angesprochen, die dazu in der Lage sind, selbst aktiv zu werden und sich mit sich selbst und vielen anderen Themen auseinandersetzen zu können.

Nun gibt es jedoch auch Menschen, die generell oder vorübergehend dazu nicht in der Lage sind. Beispielsweise Babys, kleine Kinder, geistig behinderte Menschen oder Patienten, die unter starkem Medikamenteneinfluss stehen.
In solchen Fällen kann eine andere Person für den betroffenen Menschen aktiv werden. Je enger dabei die Bindung zwischen den beiden Menschen ist, umso einfacher ist es.

Hierzu zwei Beispiele:

Wie es bei Kindern manchmal so ist, fühlte sich unser jüngster Sohn in ganz bestimmten Situationen sehr unwohl und hatte Angst. Er konnte uns aber nicht genauer sagen, was genau seine Angst auslöste. Dann sind wir auf die Idee gekommen, einfach an seiner Stelle nach der Ursache zu fragen. Und wir erhielten auf dieselbe einfache Weise Antworten, als würden wir für uns selbst Fragen stellen. Auch das Auflösen der Ursachen erfolgte ebenso einfach.
Als er am nächsten Tag wieder in die Situation kam, in der er zuvor immer Angst hatte, spielte er einfach weiter und lachte. Seine Angst war für immer verschwunden.

Als unser Sohn eines Nachts aus unerklärlichen Gründen ganz unruhig wurde und im Schlaf zu husten anfing und nicht mehr damit aufhörte, gingen wir erneut wie im vorherigen Beispiel vor. Wir erkannten die Ursache, lösten sie auf und in demselben Moment hörte er mit dem Husten auf und schlief ganz entspannt weiter.

Sowohl in diesen beiden, als auch in weiteren Fällen, hatte er gar nicht mitbekommen, dass wir etwas für ihn auf diese Weise gemacht hatten. Er musste es auch nicht wissen.

Zwischen Eltern und Kindern kann es vielerlei Bindungen geben, sowohl in positiver als auch in negativer Hinsicht. Diese Bindungen können sehr stark sein.
Die negativen Bindungen sollten unbedingt aufgelöst werden. Die guten Bindungen, allen voran die Liebe, können weiter gestärkt und für die Heilung verwendet werden.

Sich selbst nach Gott auszurichten und dabei seine Liebe und Hilfe selbst zu erleben, ist einfach wunderbar. Noch wunderbarer ist es, wenn man diese Liebe für andere nutzen kann. Diese Erfahrung möchte ich niemandem vorenthalten.
Sollten mich nun Eltern fragen, ob ich etwas Ähnliches auch für ihr Kind tun könnte, wie für unseren eigenen Sohn, würde ich sie dazu ermutigen, bei sich selbst anzufangen. In diesem Zusammenhang wiederhole ich gerne die Aussage von weiter vorne:

„Möchtest du anderen etwas Gutes tun, fange bei dir selbst an.“

Die oben beschriebene Vorgehensweise funktioniert bei Menschen, die nicht in der Lage sind, sich selbst auf diese Weise helfen zu können.

Sie funktioniert nicht bei Menschen, die sich zwar selbst helfen könnten, wenn sie wollten, aber, aus welchen Gründen auch immer, selbst nicht handeln wollen. Es macht auch keinen Sinn, sie heimlich zu „behandeln“, weil die Heilung von jedem selbst ausgeht.

Dazu ein anschauliches Beispiel: Sie bekommen die Unterhaltung zwischen zwei Männern mit, in der sich einer von beiden über seine ständige Atemnot und Herzbeschwerden beklagt. Aus

Mitgefühl heilen Sie diesen Mann, ohne dass er es weiß. Seine Beschwerden sind plötzlich weg und er kann wieder tief durchatmen. Aus Freude darüber greift er in seine Jackentasche und steckt sich eine Zigarette an. Er ist Kettenraucher. Am nächsten Tag sehen Sie erneut, wie er sich über seine Atemnot beklagt.

Die Zusammenhänge zwischen Ursache und Symptom muss die betroffene Person verstanden haben. Mit *„Mach Du mal für mich"* ist es nicht getan. Ebenso wenig funktioniert *„Ich will gesund werden, aber nichts dafür tun."*

Wenn ich darum gebeten werde, für einen anderen Menschen die Ursachen seiner Probleme in Erfahrung zu bringen, oder ich das Gefühl habe, einem anderen Menschen unbedingt helfen zu müssen, weil ich ihn sinnlos leiden sehe, muss ich auch Informationen zu der betroffenen Person erhalten.
Aus diesem Grunde stelle ich mir zunächst diese beiden Fragen:

„Bekomme ich Informationen über sie / ihn?
Kann ich ihr / ihm helfen?"

Bei einem NEIN ist für mich die Sache damit erledigt. Auch das Nachfragen nach den Gründen für das NEIN ist zwecklos, weil man auch darüber keine Informationen erhält.

Wenn ich um Hilfe gebeten werde, sage ich demjenigen auch, dass er selbst aktiv werden muss. Ich kann ihm zwar erklären, wie es geht, aber tun muss er es selbst. In diesen Fällen wissen die Menschen ganz genau, was damit gemeint ist.

Gegenüberstellung von Schulmedizin und energetischen Heilmethoden

Diskussionen zum Thema Gesundheit und Heilmethoden werden in der Regel weniger sachlich, sondern eher emotional geführt. Insbesondere dann, wenn Verfechter unterschiedlicher Heilmethoden daran beteiligt sind, hat man oft das Gefühl, dass sich tatsächlich verbissene Gegner gegenüberstehen.

Doch zu jedem noch so gutem Argument lassen sich Gegenargumente finden. Hierzu einige Beispiele, die zum Nachdenken anregen sollen:

Seitens der Schulmedizin wird der Heilerszene oft skrupellose Geldmacherei vorgeworfen. In vielen Fällen mag es sogar zutreffen. Auf der anderen Seite ist jedoch auch belegt, dass jährlich zigtausende unnötige Hüft-, Knie- und Bandscheiben-OPs in Deutschland durchgeführt werden, und es auch nachweislich die sogenannten „Fangprämien für Patienten" gibt. Warum?
Nur wegen des Geldes. Das ist nichts anderes als Geldmacherei.

Sehr gerne wird auch mit den Fällen argumentiert, in denen Patienten ausschließlich auf energetische Heilmethoden vertrauten, gleichzeitig schulmedizinische Behandlungen rigoros ablehnten und ihr Vertrauen letztendlich mit dem Tod bezahlten.
Auf der anderen Seite ist belegt, dass allein in Deutschland wiederum jährlich zigtausende Patienten durch Medikamente, Fehldiagnosen, Krankenhauskeime usw. sterben. Vermutlich vertrauten auch diese Menschen darauf, dass sie auf dem richtigen und sicheren Weg waren.

Nicht zu vergessen sind auch die Fälle, in denen schulmedizinisch austherapierte Patienten – entgegen aller wissenschaftlichen Erkenntnisse – mit Hilfe alternativer Methoden wieder vollständig geheilt wurden.

Obige Beispiele sollten als Anregung ausreichen, um zu erkennen, dass gerade in diesem Bereich das Sprichwort mit dem Glashaus und dem Steinewerfen sehr zutreffend ist. Und das gilt aus Sicht jeder einzelnen Heilmethode. Überall gibt es Nachteile, Missstände und schwarze Schafe.

Ich finde es nicht gut, wenn die Entscheidung für eine bestimmte Heilmethode gleichzeitig mit der Verdammung aller anderen Methoden einhergeht. Denn jede Heilmethode kann ihre Berechtigung und ihre Vorteile haben. Warum sollte ich freiwillig darauf verzichten?

Anstatt in einem Gegeneinander die Nachteile beim jeweils anderen herauszuarbeiten, sollte man lieber in einem Miteinander prüfen, wie sich die Vorteile jeder einzelnen Heilmethode sinnvoll und zum Wohle der Patienten bestmöglich kombinieren lassen. Das wäre für mich der Idealfall.

In unserer Familie setzen wir diesen Idealfall bereits erfolgreich um:

Wenn Beschwerden auftreten, versuchen wir zunächst, sie auf unsere beschriebene Weise zu lösen. Wenn daraufhin keine Besserung eintreten würde, würden wir selbstverständlich zu einem Arzt gehen.

Insbesondere bei unserem jüngsten Sohn, für dessen Gesundheit wir schließlich die volle Verantwortung tragen, gehen wir keinerlei Experimente und unnötige Risiken ein. Da haben wir eine ganz klare Linie.

Wenn mit unserer Vorgehensweise nicht umgehend eine deutliche Besserung einträte, würden wir mit ihm sofort zu einem Kinderarzt fahren.

Des Weiteren lautet unsere erste Frage beim Herausfinden der Ursachen von Beschwerden: *„Haben die Beschwerden eine körperliche Ursache?“*.

Wir schließen also von vornherein einen möglichen Arztbesuch nie aus. Und wenn die Antwort ein JA und bei der Behebung der Ursache ein Arzt erforderlich wäre, hätte dieses JA garantiert einen Arztbesuch zur Folge.

Bei energetischen Ursachen hingegen können weder ein Arzt noch Medikamente helfen. Diese Ursachen muss man einfach selbst auflösen.

Gegenüberstellung von Kirche und Esoterik

Wenn es um den eigenen Glauben geht, glaubt jeder, dass seine Sichtweise die einzig richtige ist. Toleranz hin oder her, die anderen müssen falsch liegen. Ich selbst habe jedoch erlebt, in welch kurzer Zeit sich meine Sichtweise immer wieder änderte.

Als ich damals mit meiner Geistheilerausbildung begann, machte ich mir keine Gedanken darüber, wie die Kirche über Reiki, Geistheilung oder Esoterik denkt. Ehrlich gesagt, bin ich gar nicht auf die Idee gekommen, mich diesbezüglich zu informieren.

Erst viel später, als ich schon in meiner eigenen Praxis für geistiges Heilen tätig war, las ich den Bericht eines Sektenbeauftragten der katholischen Kirche in unserer lokalen Zeitung. Wie zu erwarten war, ließ er kein gutes Haar an jeglicher Art von Esoterik. Noch drei Jahre zuvor, wäre mir solch ein Bericht gar nicht aufgefallen. Doch zu diesem Zeitpunkt fühlte ich mich persönlich angegriffen. Aber als Geistheiler stand ich über dieser katholischen Kritik.

Dann, als ich mich Gott immer mehr zu- und von der Geistheilung immer mehr abwandte, merkte ich, dass die katholische Kirche bezüglich der Heilerszene in einigen Punkten sogar Recht hat.

Bis zu diesem Zeitpunkt hatte sich meine Auffassung zu den Aussagen des Sektenbeauftragten mehrfach geändert. Erst waren sie mir egal, dann waren sie für mich falsch und lächerlich und dann fanden sie teilweise meine Zustimmung.

Wieder etwas später beschäftigte ich mich erneut mit den Kritikpunkten der Kirche gegenüber der Esoterik. Inzwischen lagen meine Trennung von der Geistheilung und mein Kirchenaustritt schon einige Monate zurück, so dass ich von beiden genügend Abstand hatte. Und erneut änderte sich meine Sichtweise. Plötzlich sah ich kaum noch Gegensätze, sondern ganz viele Parallelen.

Wenn man bereit ist, die theoretischen Aspekte des Glaubens für einen Moment auszublenden und sich nur die rein äußerlichen Handlungen und Rituale betrachtet – im Prinzip so, wie es ein Außenstehender sehen würde, der noch nie etwas von Kirche und Esoterik gehört hat, fallen einem die Parallelen sehr schnell auf.

Hierzu einige Beispiele:

Eine Person nimmt ganz normales Leitungswasser, spricht ein Gebet darüber und segnet es. Handelt es sich bei der Person um einen Geistheiler, wird aus dem Wasser ein Heilwasser. Tut das ein Pfarrer, wird aus dem Wasser Weihwasser.

In der Heilerszene werden Gegenstände positiv energetisiert, von negativen Energien befreit und gesegnet. Den Gegenständen wird also irgendetwas zugefügt, was man nicht sehen kann. In der Kirche wird dasselbe gemacht. Man denke einfach nur an die verschiedensten Segnungsgottesdienste zu denen die Gläubigen allerlei Gegenstände mitbringen können – bis hin zu ihren Motorrädern – die der Pfarrer dann beim Segnen mit Weihwasser bespritzt.

Engel spielen nicht nur in zahlreichen Religionen eine Rolle, sondern auch in der Heilerszene.

In der Heilerszene kommen Riten und Symbole aus unterschiedlichen Kulturen, Götterkulten usw. zum Einsatz. In der Kirche ist es nicht anders. Die wenigsten Riten in der Kirche wurden von Jesus vorgelebt oder aus der Bibel überliefert. Viele Bräuche innerhalb der Kirche sind nachweislich heidnischen

Ursprungs oder stammen von diversen Götterkulten ab. Zu diesem Thema gibt es eine sehr umfangreiche Literatur.

In der Heilerszene werden verstorbene Meister, oftmals „heilige" Männer als Vorbilder verehrt. Ihre Bilder stehen an besonders geschmückten Plätzen. In der Kirche werden ebenfalls „heilige" verstorbene Menschen verehrt und ihre Abbilder werden ebenfalls in Form von Heiligenbildern oder Heiligenfiguren an besonders geschmückten Orten aufgestellt. In vielen Kirchen werden für die Heiligen prunkvolle Altäre errichtet.

Wenn sich Menschen dazu berufen fühlen, im Namen – von wem auch immer – für andere da zu sein und ihnen auf ihrem geistig-spirituellen Weg zu helfen, benötigen sie etwas, was sie dazu befähigt. Durch Rituale, wie dem Auflegen der Hände durch eine ranghöhere Person, bekommen sie Fähigkeiten, die sie vorher offensichtlich nicht hatten. In der Kirche nennt sich dieser Vorgang Weihe, in der Heilerszene Einweihung.

In der Heilerszene und in der Kirche kommt man nur mit Geld in den Genuss der spirituellen Wirkung. Während in der Heilerszene für Leistungen wie Seminare, Einweihungen usw. einmalige Beträge bezahlt werden, gibt es in der Kirche eine Art Flatrate (Kirchensteuer), die jeden Monat vollautomatisch vom Konto abgebucht wird – ob man als Christ nun in die Kirche geht oder nicht.

Geistheiler sagen, dass sie Menschen von negativen Energien und Seelenanteilen befreien können. In der katholischen Kirche läuft das unter dem Begriff Exorzismus, der auch heute noch durch besonders ausgebildete Priester praktiziert wird.

Obwohl die Rituale und Praktiken rein äußerlich gleich aussehen, scheint hier das Sprichwort *„Wenn zwei das Gleiche tun, ist es noch lange nicht dasselbe."* voll und ganz zuzutreffen.

Aus Sicht der katholischen Kirche ist sie die alleinige Vertretung Gottes auf Erden. Selbst wenn andere das Gleiche machen, kann es nicht von Gott kommen. In diesem Sinne wird die Heilerszene von der Kirche sehr stark kritisiert. Doch die Argumente, die sie dabei anführt, treffen ebenso auf die Kirche selbst zu. Bei meinen Recherchen zur Meinung der Kirche über die Esoterik ist mir der folgende Punkt immer wieder ins Auge gefallen:

In der Esoterik gibt es Techniken, durch die eine Kontaktaufnahme mit Verstorbenen bzw. mit den Seelen von Verstorbenen möglich sein soll. Bei einigen Heilmethoden werden auch Verstorbene um Hilfe gebeten.
Der Kontakt mit Toten wird seitens der Kirche sehr deutlich kritisiert. Sie rechtfertigt, belegt und untermauert ihre Kritik mit Zitaten aus der Bibel. Doch wie sieht es diesbezüglich in der katholischen Kirche selbst aus?

In der Kirche gibt es Menschen, die ein besonderes Leben geführt haben sollen und irgendwann starben. Sie waren genauso tot wie jeder andere Mensch auch. Dann passiert jedoch etwas Merkwürdiges. Sie werden durch die katholische Kirche zu „Heiligen" erklärt. Die Überreste ihrer Leichen werden ausgegraben und die Knochen gesäubert und poliert. Danach werden Teile ihrer Leichen in prunkvolle Gefäße gelegt. Von nun an sind sie wertvolle Reliquien, die über die gesamte Erde verteilt und für die eigens Altäre in Kirchen errichtet werden. Vor diesen Altären dürfen sich dann die Gläubigen hinknien und die Toten um Hilfe bitten. Bei Reliquienprozessionen werden die Leichenteile vorne erhoben getragen. In Gottesdiensten und Heiligenprozessionen werden die „Heiligen" – tote Menschen – gemeinsam angerufen und um Hilfe gebeten.

Die Heiligenverehrung in dieser ausgeprägten Form ist nichts anderes, als die Aufforderung der Kirche an ihre Gläubigen etwas zu praktizieren, was laut der Bibel für die Menschen

schädlich sein soll und was die Kirche den Menschen in der Heilerszene ankreidet.
Als ich noch Mitglied in der katholischen Kirche war, war dieses Thema für mich nichts Besonderes, worüber ich mir große Gedanken machte. Ich wuchs damit auf und sogar auf einem Schulausflug besuchte ich als kleiner Junge einmal einen Dom, wo uns die Knochen von Heiligen gezeigt wurden.

Doch wie würden die Kirche und ihre Sektenbeauftragten wohl reagieren, wenn in der Heilerszene dasselbe wie in der Kirche praktiziert würde? Wenn beispielsweise verstorbene Meister oder Vorbilder ausgegraben, Teile ihrer Leichen an die jeweiligen Schulen verteilt, auf Altären zur Schau gestellt und die Anhänger davor niederknien und beten würden?
Vermutlich würde die Kirche von einer ganz gefährlichen Sekte mit Götzen- und Totenkult sprechen und dafür sorgen, dass der Staat einschreitet. Schließlich gibt es in Deutschland Gesetze, die das Zerteilen, das Aufheben und die Zurschaustellung von Leichenteilen verbieten.

Wie die obigen Beispiele zeigen, gibt es bei den Riten und Praktiken der Heilerszene und der Kirchen sehr viele Parallelen und Gemeinsamkeiten. Ich war sowohl Katholik als auch praktizierender Geistheiler. Ich konnte die Argumente beider Seiten eine Zeit lang nachvollziehen.
Doch mit dem Kennenlernen des direkten Weges zu Gott ist mir die wesentlichste Gemeinsamkeit zwischen der Kirche und der Heilerszene bewusst geworden: Beide lenken mit ihren Riten und Praktiken, den Umwegen über Geistführer, Heilige oder Engel die Menschen von einer direkten Kontaktaufnahme mit Gott ab.

Um mit Gott in Kontakt zu kommen, sind keinerlei Riten oder fragwürdige Praktiken erforderlich – ganz gleich, ob sie nun esoterisch oder kirchlich praktiziert werden.

Wunderheilungen

Eines Tages erhielt ich einen Anruf von einer Frau und sie sagte, dass ich ihr als Wunderheiler empfohlen wurde. Ich antwortete ihr, dass ich kein Wunderheiler sei, weil ich den Menschen lediglich erklären würde, was sie selbst tun können, um gesund zu werden.
Auch in anderen Gesprächen wurde von Christen immer wieder das Thema Wunder aufgegriffen. Aus ihrer Sicht war es ihnen unverständlich, dass ein lebender Mensch anscheinend Heilungen bei anderen herbeiführen kann. So etwas konnte Jesus, und heutzutage stehen Wunderheilungen mit toten Heiligen oder heiligen Quellen in Verbindung.

Was genau sind also Wunder?

Unter Wunder versteht man im Allgemeinen ein Ereignis, von dem man sich nicht erklären kann, wieso es geschehen ist. Prinzipiell muss ein Wunder aber keinen religiösen Hintergrund haben. Beispielsweise kann man sich über das schöne Wetter wundern, obwohl der Wetterbericht eigentlich Regen gemeldet hatte.
Allein deshalb würde ich eine Heilung, die aufgrund einer direkten Bitte an Gott oder durch das Erkennen und Auflösen von energetischen Ursachen geschehen ist, nicht als ein Wunder bezeichnen. Denn der direkte Zusammenhang ist ja offensichtlich erkennbar und spürbar. Ob man es jedoch glauben oder verstehen kann, ist eine ganz andere Sache.

Mediziner verwenden statt Wunder den Begriff „Spontanheilung“. Immer wieder kommen Menschen weltweit in den Genuss von Spontanheilungen, für welche die Ärzte keine wissenschaftliche Erklärung haben. Ein Großteil dieser Heilungen passiert einfach so, ohne großes Aufsehen in der Öffentlichkeit und unabhängig von der religiösen Ausrichtung der jeweiligen Personen.

Passiert das jedoch einem Katholiken, wird schnell ein religiöses Wunder daraus gemacht. Manchmal ist das vermeintliche Wunder dann die Basis für den nächsten Heiligen oder den nächsten Wallfahrtsort. Ein ganz bedeutender Wallfahrtsort der katholischen Kirche ist Lourdes in Frankreich. Anbei einige Eckdaten:

Lourdes ist einer der weltweit am meisten besuchten Wallfahrtsorte. Im Jahre 1858 soll dort dem jungen Mädchen Bernadette Soubirous mehrmals die Jungfrau Maria erschienen sein.

Jährlich pilgern etwa 5.000.000 bis 6.000.000 Menschen nach Lourdes, darunter zigtausende Kranke, die um Heilung bitten. Laut der offiziellen Website der Wallfahrtsstätte Lourdes sind von den etwa 7.000 Heilungen, die bis heute in Lourdes verzeichnet wurden, 69 Heilungen durch die Kirche als Wunder anerkannt worden.
7.000 Heilungen hören sich im ersten Moment viel an. Doch umgerechnet auf die 156 Jahre sind das weniger als 45 Heilungen pro Jahr und ein Wunder passiert, rein statistisch gesehen, alle 2,26 Jahre. Im Hinblick auf alle Spontanheilungen, die weltweit jedes Jahr geschehen, dürfte die „katholische Erfolgsquote" nicht aus dem statistischen Rahmen fallen und keine besondere Beachtung finden.

Ich möchte nicht falsch verstanden werden. Ich freue mich aufrichtig für alle Menschen, die Heilung erfahren – ganz gleich auf welche Weise. Aber solch einen Hype daraus zu machen, wie es in der katholischen Kirche der Fall ist, ist für mich nicht mehr nachvollziehbar.

Es wäre eher ein Wunder, wenn ausgerechnet bei Katholiken keine Spontanheilungen auftreten würden.

Darf ein Heiler selbst krank werden?

Als ich noch während meiner Praxisarbeit einen länger andauernden Husten hatte, wurde ich gefragt, warum ich mich nicht selbst behandeln und mir selbst etwas Energie schicken würde. Ein leichter Unterton von Schadenfreude oder der Bestätigung, dass der energetische Weg möglicherweise doch nicht so wirkungsvoll sei, war da schon zu vernehmen.

Doch die Ursache für meinen Husten war etwas, was ich weder mit Inhalationen, mit alternativen Behandlungsmethoden noch mit starken Medikamenten habe lösen können.
Es ging bei mir um die Trauer um einen verstorbenen Menschen. Für mich gab es bestimmte Zusammenhänge zu erkennen und zu begreifen. Und mit meinem bewussten Loslassen löste sich nicht nur meine Trauer auf, auch der Husten verschwand schlagartig.

Meiner Ansicht nach sind die Ursachen für die meisten Symptome nicht auf der körperlichen Ebene zu finden, sondern liegen eher im seelischen bzw. energetischen Bereich.
Da aber Heiler, Ärzte, Heilpraktiker oder Energiearbeiter auch nur Menschen sind, können diese selbstverständlich auch Symptome zeigen.

Die Frage, ob ein Heiler selbst krank werden kann, beinhaltet indirekt auch die Frage nach der Glaubwürdigkeit. Wenn das, was der Heiler sagt, stimmen würde, dann dürfte er selbst nicht krank werden. Dieser Gedanke ist jedoch falsch!

Wenn jemand einen Weg oder einen Lösungsvorschlag aufzeigt, bedeutet es noch lange nicht, dass er sich zwangsweise selbst daran hält oder derzeit überhaupt dazu in der Lage ist, diesen Weg selbst zu gehen. Auch ein Heiler kann hin und wieder auf der Stelle treten und vor neuen Herausforderungen stehen, die es zunächst zu lösen gilt, um den nächsten Schritt überhaupt gehen zu können.

Die Aufmerksamkeit sollte dementsprechend nicht auf die Person gerichtet werden, welche einen Lösungsansatz vorschlägt, sondern auf den Lösungsansatz selbst und welche Vorteile er für einen persönlich haben kann.

Wenn Sie sich Gedanken um Ihre Gesundheit machen, dann stehen Sie im Vordergrund und nicht irgendein Heiler, Arzt, Heilpraktiker oder Energiearbeiter.
Auch wenn ich mich wiederhole: Nur Sie selbst sind für sich und Ihre Gesundheit verantwortlich. Niemand sonst.

Erkläre das den verhungernden Kindern in Afrika!

Als ich mir Gedanken über die Gestaltung meines Buches machte, schaute ich mir im Internet verschiedene Bücher an.
Dabei bin ich auch auf einige Buchbewertungen und Kritiken von Lesern aufmerksam geworden. Bei einem Buch, was sich ebenfalls mit dem Thema Heilung beschäftigte, las ich folgende Bewertung:

„Erkläre das den verhungernden Kindern in Afrika, dass sie ihr Leben mit einer Bestellung an das Universum verbessern können.“

Irgendwie ging mir diese Stellungnahme eines Lesers nicht mehr aus dem Kopf. Derartige Bemerkungen sind mir schon öfters in verschiedenen Internetforen aufgefallen. Dieses Argument scheint ein sehr beliebter Kritikpunkt zu sein, dem nur sehr schwer etwas entgegenzusetzen ist. Ob er immer in den jeweiligen Zusammenhang passt, sei dahingestellt.

Jedenfalls überlegte ich mir, ob eine Kritik wie etwa *„Erzähle einem verhungernden Kind in Afrika, dass es sich nur nach Gott ausrichten müsse und alles würde wieder gut werden."*, gerechtfertigt wäre.

Was würde ich darauf antworten?

Zum einen sind Hunger und Elend keine Krankheiten, sondern von Menschen gemachte und/oder geduldete Fakten.
Es liegt alleine in unserer Hand, ob wir es weiterhin dulden, dass weltweit so viele Menschen nicht menschenwürdig leben können und verhungern. Das ist alleine eine Aufgabe der Menschen und nicht die Aufgabe von Gott.

Die Ausrichtung nach Gott kann jedoch sehr hilfreich sein, die Probleme richtig anzupacken. Ein wichtiger Punkt bei der Ausrichtung nach Gott ist die Erkenntnis, dass alles, was ich Gutes für andere tue, ich auch für mich tue. Und dazu zählt auch, dass sich die stärkeren Menschen für die schwächeren einsetzen und ihnen helfen. Und sei es nur dadurch, indem sie den Ärmsten ihre Stimme geben.

Im Internet gibt es viele Organisationen, die mit Petitionen oder Protestschreiben ganze Regierungen und die Mächtigsten dieser Welt schon mehrfach in ihre Schranken gewiesen haben. Solch eine Petition online zu unterzeichnen, ist weniger zeitaufwendig, als unnütze Kritiken zu schreiben, in denen die hungernden Kinder in Afrika lediglich als Argumentationshilfe missbraucht werden.

Warum hat Reiki bei mir funktioniert?

Auf die Frage, warum Reiki, die Geistheilung und die energetischen Wirbelsäulenaufrichtungen bei mir funktioniert haben, kann es mehrere Erklärungen geben:

„Das Programm zur Heilung ist in jedem Menschen bereits angelegt. Es muss nur über einen Impuls gestartet werden. Dies kann durch einen Arztbesuch, das Einnehmen einer Tablette, einen Placebo-Effekt, das Handauflegen eines Geistheilers oder einfach nur durch den eigenen Willen erfolgen.
Die eigentliche Fähigkeit des Behandlers liegt darin, diesen Impuls zu geben. Für die Heilung ist der Patient bzw. der Klient aber selbst verantwortlich."

„Vielleicht war Reiki für mich erforderlich, um zu erkennen, dass es einen anderen, einfacheren und besseren Weg gibt, und dass der Weg der geistigen Welt nicht der richtige Weg war und nie sein kann."

„Die Techniken wie Reiki bieten zwar eine gewisse Hilfe, um die Menschen bei Laune zu halten. Im Endeffekt schaden sie aber, weil sie die Menschen von Gott fernhalten."

Mir würden noch weitere Erklärungen einfallen, aber entscheidend ist für mich, dass ich meinen direkten Weg zu Gott gefunden habe. Etwas Schöneres, was diesen direkten Kontakt mit Gott übertreffen könnte, kann ich mir nicht vorstellen.
Im Vergleich dazu sind für mich alle vorherigen Methoden und Techniken reine Zeit-, Geld- und Energieverschwendung – unabhängig davon, was sie bewirkt haben.

Was soll schlecht daran sein, wenn es doch hilft?

Wenn jemand die Dienste eines Geistheilers in Anspruch nimmt oder selbst energetische Methoden praktiziert und sie ihm auch noch helfen, dann ist die Frage durchaus berechtigt, was daran falsch sein sollte.

Hierzu ein Vergleich mit dem elektrischen Strom, der ja auch eine Art Energie darstellt. Mit ihm lassen sich viele sinnvolle Haushaltsgeräte betreiben, die das Leben bequemer und einfacher machen.
Wenn ich mit einem Elektroherd leckeres Essen kochen kann, und ich mein Augenmerk auf den Herd und das Essen richte, ist das doch eine gute Sache. Sobald ich aber mein Augenmerk von dem Endergebnis auf den Strom selbst richte, ergeben sich ganz neue Aspekte. Es gibt eine Vielzahl an Stromanbietern, die sich nicht nur in der Seriosität und in den Preisen unterscheiden. Das wichtigste Merkmal ist die Art und Weise, wie der jeweilige Strom hergestellt wird – in Atomkraftwerken, aus Kohle, aus Wasser-, Wind- oder Sonnenenergie oder … .

Nicht alle Stromarten sind gleichermaßen unbedenklich. Denn je nach verwendeter Stromart werden an ganz anderen und vielleicht viel wichtigeren Stellen neue Probleme geschaffen, für die es noch gar keine Lösungen gibt. Man denke nur an den Atommüll, an die Folgen der Katastrophen von Tschernobyl und Fukushima oder an die Umweltverschmutzung durch Kohlekraftwerke usw.

Dem Essen mag es egal sein, auf welchem Herd es zubereitet wird und dem Herd mag es egal sein, woher der Strom kommt, mit dem er betrieben wird. Doch der Mensch sollte sowohl bei der Auswahl seines Stromanbieters als auch bei der Wahl von Heilmethoden und Heilenergien einen Schritt weiterdenken. Bezogen auf die Ausgangsfrage könnte man die verschiedenen Heilmethoden mit den Haushaltsgeräten, die Behandlungserfolge mit dem fertigen Essen, die unterschiedlichen Energien der Heilerszene mit den unterschiedlichen Stromarten und die möglichen Nebenwirkungen bei den Heilmethoden mit den ungelösten Umweltproblemen vergleichen.

Die direkte Ausrichtung nach Gott stellt für mich, bildlich gesprochen, die sauberste und stärkste Energiequelle dar, die weder Risiken noch Nachteile in sich birgt und zudem für alle Menschen kostenlos und in unbegrenzter Menge zur Verfügung steht.

Der Vorteil der Unabhängigkeit

In mehr als einem Gespräch über Glauben und Religion wurde mir von meinen Gesprächspartnern erzählt, dass sie zwar Mitglied in der katholischen Kirche seien und sich teilweise sogar sehr in der Kirche engagierten, dennoch würden sie viele Aussagen, Regeln und Vorgaben der Kirche nicht so ernst nehmen. Dabei fand ich eine immer wiederkehrende Aussage besonders bemerkenswert:

„Wenn wir nicht den Pfarrer A hätten, sondern so einen wie den Pfarrer B aus dem Nachbarort, dann würde ich auch nicht mehr in die Kirche gehen."

Wie ist so eine Aussage zu interpretieren, wenn das eigene religiöse Verhalten von einem einzigen Menschen abhängig gemacht wird?

Für mich ist das ein Hinweis dafür, dass der vermittelte Glaube die Menschen nicht überzeugen kann.

Auf dem direkten Weg zu Gott sind derartige Abhängigkeiten von anderen Personen ausgeschlossen. Denn da ist nichts und niemand, der zwischen Gott und mir steht. Da ist Liebe und Glaube pur.

Der Einzige, der mir dabei im Weg stehen könnte, bin ich selbst.

Was denkst du über … ?

Wenn sich Menschen mit Problemen an mich wenden, erkläre ich ihnen die Vorgehensweise zum Erkennen und Auflösen der Ursachen. Manchmal kommt es vor, dass mir im Laufe eines Gespräches eine der folgenden Fragen gestellt wird:

„Du meinst also, dass meine ... an ... liegen könnte?“ oder

„Denkst du, ich sollte ...?“.

In diesen Fällen sage ich dem Klienten, dass meine Meinung gar keine Rolle spielt. Ich habe ihm lediglich beim Formulieren der Fragen geholfen. Gestellt und beantwortet hat er sich die Fragen jedoch ganz alleine. Alles, was der Klient dabei erfährt, ist somit seine eigene Wahrheit. Ihm wird nichts von außen, weder als wahr noch als falsch, vorgegeben.

Auf diese Weise gelangt der Klient zu eigenen Erkenntnissen, die um ein Vielfaches motivierender sein können, als gute Ratschläge oder Meinungen von Dritten. Dadurch fällt es den Klienten auch viel leichter, selbst aktiv zu werden.

Beziehung zu Gott – was ist damit gemeint?

Aus meiner Sicht lässt sich eine gesunde und direkte Beziehung zu Gott auf einen Satz reduzieren.

Die direkte Beziehung zu Gott ist der Respekt und die Achtung vor der gesamten Schöpfung.

Der Respekt und die Achtung vor der gesamten Schöpfung beinhalten an erster Stelle die Achtung und die Wertschätzung **sich selbst gegenüber**.
Trauen Sie sich, und verstehen Sie sich als einen besonderen Teil der Schöpfung, ein Teil, der es wert ist, Beachtung und Liebe zu empfangen. Wenn es um Ihre Gesundheit und Ihre Beziehung zu Gott geht, stehen Sie im Vordergrund. Machen Sie sich keine Gedanken darum, dass Sie Gott mit Ihrem Anliegen überfordern oder von wichtigeren Dingen abhalten könnten.

So wichtig Sie selbst sind, so wichtig sind aber auch die **Mitmenschen**, die **Tiere**, **Pflanzen** und die gesamte **Natur**. Auch das sind wichtige Bestandteile der Schöpfung.
Geht man achtsam, fürsorglich und liebevoll mit der Schöpfung um, lösen sich viele – vom Menschen gemachte – Probleme von alleine. Die Menschen müssen nur wollen und einen Anfang wagen.

Ohne zu weit abzuschweifen, möchte ich etwas näher auf zwei besondere Punkte eingehen, die jeden Einzelnen betreffen und wo jeder Einzelne direkt aktiv werden kann.

Auf die Ernährung achten

Es dürfte allgemein bekannt sein, welchen positiven als auch negativen Einfluss unsere Ernährung auf unsere Gesundheit hat. Damit meine ich nicht nur die Qualität der Nahrung, sondern auch den Schritt davor, nämlich den der Lebensmittelproduktion.

Hierzu einige Fakten und Anregungen zum Nachdenken:

Für die Produktion von 1 kg Rindfleisch werden ca. 15.000 Liter Wasser benötigt. Auf der anderen Seite haben ca. eine Milliarde Menschen keinen Zugang zu sauberem Trinkwasser.

Im Jahre 2011 wurden in Deutschland über 59.000.000 Schweine geschlachtet. Nach Schätzungen der Umweltorganisation WWF sollen in den Industrienationen wie Deutschland etwa ein Drittel aller Lebensmittel weggeworfen werden. Umgerechnet würde das bedeuten, dass pro Jahr ca. 20.000.000 der in Deutschland geschlachteten Schweine in der Mülltonne landen!

Für die Eierproduktion werden immer wieder neue Legehennen benötigt. Dafür schlüpfen täglich tausende süße kleine Küken aus ihren Eiern. Leider werden viele nur wenige Minuten oder Stunden alt. Denn es schlüpfen nicht ausschließlich Hennen, sondern auch Hähne, für die aber keine Verwendung besteht. Aus Profitgründen werden sie als unerwünschtes Abfallprodukt vergast oder lebendig geschreddert. Auf diese Weise werden allein in Deutschland jährlich ca. 50.000.000 Eintagsküken vernichtet!

„Niemand darf einem Tier ohne vernünftigen Grund Schmerzen, Leiden oder Schäden zufügen.“ – das ist in Deutschland seit 2002 eigentlich geltendes Gesetz. Zweifelsohne dürfte Profitgier nicht zu den „vernünftigen Gründen“ zählen.
Warum wird dennoch seit so vielen Jahren nicht gehandelt?

In der Massentierhaltung kommen tonnenweise Medikamente wie Antibiotika zum Einsatz. Die dadurch ständig mehr werdenden Medikamentenrückstände in unserer Nahrung und in der Umwelt sollen unter anderem dazu beitragen, dass immer mehr Keime gegen Antibiotika resistent werden.

Laut zahlreichen Studien, Büchern und Fernsehberichten, die sich kritisch mit den Themen „Ernährung" und „Lebensmittelproduktion" befassen, sollen viele der sogenannten Zivilisationskrankheiten schlicht und einfach auf die, von den Menschen selbst vergifteten, Nahrungsmittel oder auf Inhaltsstoffe aus den Verpackungen zurückzuführen sein.

Fernsehberichte zu diesem Thema werden verstärkt nach jedem neuen Lebensmittelskandal gesendet. Sie sind also immer öfter zu sehen. Leider höre ich jedoch viel zu oft Sätze wie diesen hier:

„So etwas schaue ich mir gar nicht erst an. Dann könnte ich ja gar nichts mehr essen. Ich kann ja eh nichts daran ändern, was die da oben machen."

Das ist eine Aussage, die jeder Mensch so für sich treffen darf. Man sollte jedoch zwei Dinge dabei beachten:

Zum einen sollte man wissen, dass die Ernährung mit belasteten Lebensmitteln früher oder später schwerwiegende Folgen mit sich bringen kann. Bestimmte Zusatzstoffe in Lebensmittelverpackungen sowie Medikamenten- und Pestizidrückstände in der Nahrung können Auswirkungen auf das Erbgut des Menschen und so einen negativen Einfluss auf die Entwicklung neuen menschlichen Lebens haben. Sollte es deswegen tatsächlich so weit kommen, erübrigt sich allerdings die Frage, wie Gott es zulassen kann, dass ein Kind behindert oder krank auf die Welt kommt.

Zum zweiten kann man selbstverständlich etwas tun. Jeder einzelne Verbraucher hat eine ganz enorme Macht, da nur er entscheidet, was auf seinem Teller landet und was nicht. Das Angebot orientiert sich schon immer an der Nachfrage. Schließlich geht es in erster Linie um Profit und Gewinne. Die Hersteller versuchen zwar über Werbung, Marketing und Verkaufspsychologie eine künstliche Nachfrage bei den Konsumenten zu erzeugen, bleiben diese Bemühungen jedoch erfolglos, verschwinden die beworbenen Produkte wieder genau so schnell aus den Verkaufsregalen, wie sie dort hineingekommen sind.

Ein Sprichwort sagt, dass der Mensch ist, was er isst. Die meisten Menschen haben durchaus die Wahl und können entscheiden, ob sie gesunde und unbelastete Lebensmittel kaufen oder doch lieber auf belastete und krankmachende Nahrung zurückgreifen. Damit ein Kunde überhaupt eine sinnvolle Entscheidung fällen, Kaufwünsche äußern und gute Produkte von schlechten Produkten unterscheiden kann, muss er sich schlicht und einfach informieren.

In Anbetracht obiger Punkte wäre es sinnvoll, sich den einen oder anderen kritischen Fernsehbeitrag anzusehen und sich etwas genauer mit dem zu beschäftigen, was man täglich zu sich nimmt. Und je mehr Menschen das machen, umso schneller werden die Veränderungen eintreten.

Die Sensibilisierung für die eigene Nahrung bezieht sich jedoch nicht nur auf die Lebensmittel selbst, sondern auch auf den generellen Umgang mit Lebensmitteln, von deren Verschwendung bis hin zum Missbrauch. Ein für mich besonders fragwürdiges Beispiel ist das Getreide, was zur Energiegewinnung und nicht zur Ernährung von Menschen angebaut wird.

Zum Nachdenken könnte auch der Umstand anregen, dass 1 kg Fleisch oft billiger als 1 kg frisches Obst oder Gemüse angeboten wird – und das, obwohl die Fleischproduktion wesentlich aufwendiger und teurer sein dürfte. Wie billig muss das Fressen für die Tiere sein? Wie billig muss die Behandlung der Tiere bei deren Aufzucht, Unterbringung und beim Transport sein? Und wie billig muss auch der Umgang mit den Angestellten sein, welche die Tiere schlachten, zerlegen und weiterverarbeiten?

Die Menschen kaufen allzu gerne das teurere Auto, die teurere Kleidung, das teurere und angesagtere Handy, den teureren Schmuck, die hochwertigeren Möbel, stets den aktuellsten Tablet-PC usw. Für die Äußerlichkeiten und ihr Image geben sie viel Geld aus. Nur beim Essen kann es nicht billig genug sein, obwohl es einen direkten Einfluss auf die eigene Gesundheit hat.

Nicht nur bei der Tierzucht und Tierverarbeitung, sondern auch bei der pflanzlichen Agrarproduktion lohnt es sich, genauer hinzusehen. Hier geht es naturbedingt zwar leiser und deutlich unblutiger wie in der Tierverarbeitung zu, das bedeutet jedoch nicht, dass die pflanzlichen Agrarprodukte für die Menschen automatisch besser und gesünder sind.

Als ein Beispiel möchte ich die Folgen der gigantischen Monokulturen erwähnen. Weil diese gegenüber Schädlingen viel anfälliger sind und dem Boden einseitig Nährstoffe entziehen und ihn so auslaugen, kommen enorme Mengen an Pestiziden, Düngern und wahnsinnig viel Chemie zum Einsatz. Chemie, die nicht nur die Pflanzen- und Tierwelt schädigt, sondern letztendlich auf unseren Tellern landet und uns krank macht.
Es häufen sich auch die Stimmen, die darauf hinweisen, dass immer mehr Schädlinge gegen die ursprünglichen Pestizide resistent werden. Als Folge kommen immer stärkere, noch schädlichere und noch mehr Pestizide und Chemie zum Einsatz.

Muss das alles wirklich sein?

Auf die Natur achten

In seiner unendlichen Gier und Rücksichtslosigkeit greift der Mensch weltweit immer wieder in die Natur ein und wundert sich dann, warum verschiedene Katastrophen immer häufiger und immer heftiger auftreten. Die Liste ist lang, sehr lang. Stürme, Ölkatastrophen, Platikmüllinseln in den Ozeanen, Atommüll in den Meeren, Artensterben durch Umweltverschmutzung, das Abholzen von Regenwäldern, die Folgen der modernen Landwirtschaft, Umweltskandale und vieles mehr.

Und die Folgen jedes einzelnen Punktes sind auch nicht auf bestimmte Gebiete begrenzt, sondern wirken sich auf die gesamte Welt und alle Lebewesen aus.
Ein intakter Regenwald ist für die Menschen in Europa genauso überlebenswichtig wie für die Menschen in Mittelamerika oder Asien. Die radioaktive Strahlung nach dem Unfall in einem Atomkraftwerk macht an keiner einzigen Landesgrenze halt.

Die Stürme und Überflutungen werden zusehends heftiger und treten immer häufiger auf. Teilweise fordern sie hunderte oder tausende Menschenleben. Vor dem Hintergrund der vielen Toten durch Unwetter in anderen Teilen der Erde sind die Folgen der Jahrhunderthochwasser 2002 und 2013 in Deutschland als eher harmlos einzustufen. Aber mit den Toten in den anderen Ländern haben wir zum Glück nicht allzu viel zu tun – oder etwa doch? Vielleicht ist ja das zerstörerische und rücksichtslose Verhalten der Industrienationen gegenüber der Natur tatsächlich für die immer stärker werdenden Unwetter verantwortlich.
Es muss immer mehr Geld für die Behebung der Folgen von Unwettern ausgegeben werden. Doch wie viel wird in die Beseitigung der Ursachen investiert?

Die Ausrede, dass man zu wenig wisse, gilt jedenfalls nicht.

Im Jahr 2002 erlebte Deutschland ein Jahrhunderthochwasser. Vieles sollte sich daraufhin ändern. Im Jahr 2013 erlebte Deutschland das nächste Jahrhunderthochwasser und man stellte mit Verwunderung fest, dass sich seit 2002 viel zu wenig geändert hatte. Angeblich auch aus Kostengründen. Ich glaube nicht, dass die Kosten für eine vernünftige und konsequente Vorsorge teurer gekommen wären als die Kosten für die Beseitigung der erneuten Schäden des zweiten Hochwassers.

Dieses Beispiel zeigt ganz deutlich, wie schwer sich die Menschen bereits in einem sehr überschaubaren Umfeld mit dem erforderlichen Handeln tun. Doch wenn es um unsere Umwelt geht, müssen wir zwingend über die eigenen Landesgrenzen hinaussehen. Wenn beispielsweise ein armes Land nicht die finanziellen oder technischen Möglichkeiten hat, sich um einen funktionierenden Umweltschutz zu kümmern, müssen es die Länder tun, welche diese Möglichkeiten dazu haben.
Dafür sollte genügend Geld da sein. Die Kriegskassen scheinen jedenfalls immer prall gefüllt zu sein.
Welche enormen Fortschritte könnte man im Umweltschutz oder im Bereich alternativer Energien usw. erreichen, wenn man nur einen Bruchteil der Kriegskosten in den weltweiten Umweltschutz investieren würde? Allein der Krieg in Afghanistan soll die beteiligten Nationen in der Summe mehrere Milliarden Euro pro Monat gekostet haben.

Wenn Deutschland es sich leisten kann, seine Sicherheit auch am Hindukusch zu verteidigen, dann spricht nichts dagegen, dass Deutschland mit seinem eigenen Hochwasserschutz am Amazonas beginnt. Lasst uns lieber dort ein oder zwei Milliarden sinnvoll investieren, als ein Vielfaches davon samt dem Leben der Soldaten im Hindukusch oder woanders auf der Welt zu vernichten.
Das ist nicht nur billiger, sondern auch menschlicher.

Fazit

Und was hat das nun mit mir persönlich zu tun, wenn doch die Politiker an allem schuld sind? Und was hat das alles mit dem direkten Weg zu Gott zu tun?

Ganz viel. Die Ausrichtung nach Gott bedeutet nichts anderes als die Ausrichtung nach der gesamten Schöpfung. Wenn ich möchte, dass es mir gut geht, dann muss ich auch dafür sorgen, dass es der gesamten Schöpfung gut geht.

Man könnte es auch wie folgt formulieren: Ein wesentlicher Schritt auf dem direkten Weg zu Gott ist, endlich Verantwortung für seine eigene Gesundheit und sein Leben zu übernehmen. Gesundheit ist aber abhängig von einer gesunden Nahrung, einem gesunden Denken, einer gesunden Umwelt, einem gesunden Miteinander usw.
Und Verantwortung übernehmen, bedeutet auch, Stellung zu beziehen. Es reicht nicht aus, nur darüber zu reden, was andere falsch machen oder was sich ändern müsste. Jeder sollte einfach damit anfangen, sich selbst zu beobachten und sein eigenes Verhalten kritisch unter die Lupe zu nehmen. Es gibt ganz sicher sehr viele Punkte zu entdecken, die man ohne großen Aufwand sofort angehen und ändern könnte.

Die Menschen müssen nur verstehen, dass sich jede noch so kleine Schädigung der Natur negativ auf die gesamte Welt und alle Menschen auswirkt.
Aber ebenso kann jede noch so kleine positive Umstellung in dem Denken und dem Handeln eines jeden Einzelnen enorme positive Veränderungen bewirken, die der gesamten Erde und damit auch allen Menschen zugutekommen.

Eine sehr einfache Möglichkeit, auch direkt in das Weltgeschehen eingreifen zu können, sind beispielsweise die Petitionen im

Internet. Mit wenigen Mausklicks können Sie Menschenleben retten, ganze Tierarten vor der Ausrottung bewahren oder gravierende Umweltzerstörungen verhindern – selbst in den entferntesten Winkeln der Erde.
Petitionen mit mehr als 1 Million Unterschriften sind heutzutage keine Seltenheit mehr, und sie zeigen Wirkung. Wenn Sie nicht lange suchen wollen, schauen Sie bei www.greenpeace.de oder www.avaaz.org vorbei. Das sind nur zwei mögliche Internetadressen bzw. Organisationen. Es gibt aber noch viele weitere Anbieter.

Kritik erlaubt

Ich habe in diesem Buch meinen Weg und meine Erfahrungen beschrieben. Wenn Ihnen nicht alles stimmig oder einige Punkte vielleicht überflüssig erscheinen, ist das nicht weiter tragisch.

Rückblickend sehe ich selbst einige meiner Schritte nicht mehr als so notwendig an, weil es auch viel einfacher und leichter geht. Ich weiß aber auch, dass ich meinen 10. Schritt noch nicht hätte verstehen oder glauben können, wenn ich die anderen neun Schritte davor nicht gegangen wäre. Somit war jeder einzelne Schritt für mich wichtig und erforderlich, und ich denke, dass ich meinen Weg jederzeit genau so wieder gehen würde.

Mit dem Voranschreiten auf meinem Weg änderten sich im Laufe der Zeit auch meine Sichtweisen immer wieder.
Je nachdem, wo man steht, kann dieselbe Sache als wichtig, dann als weniger wichtig und möglicherweise auch als überflüssig erscheinen. Und viele Menschen können sehr viele unterschiedliche Standpunkte und Sichtweisen haben.

Die folgende Aufzählung soll keine Bewertung darstellen, sondern lediglich die unterschiedlichen Standpunkte verdeutlichen:

Einige glauben an Gott, andere nicht. Einige habe noch nie etwas von Geistheilung gehört, andere praktizieren energetische Heilmethoden. Einige gehören aus Überzeugung einer Religion an, andere sind nur Mitläufer. Einige bleiben lieber – aus welchen Gründen auch immer – auf ihrem alten Pfad, andere drängt es dazu, neue Wege zu erkunden und zu gehen.

Ihr eigener Weg kann selbstverständlich ganz anders aussehen als meiner. Es ist für mich daher in Ordnung, wenn andere zu meinem Buch kritisch Stellung beziehen, sowohl in positiver als auch in negativer Weise.

Bereits vor dem Erscheinen dieses Buches wurde ich mit diversen Kritiken und Einwänden konfrontiert. Auf zwei Punkte möchte ich an dieser Stelle eingehen.

Die Vernichtung von Arbeitsplätzen

Ein Energiearbeiter sagte zu mir:

„Wenn das stimmt, was du behauptest, dann machst du mir meine Praxis kaputt."

Bei solch einer Aussage weiß ich nicht, ob ich schmunzeln oder den Kopf schütteln soll. Für mich hört sich das eher an wie:

„Fortschritt und Aufstieg? JA natürlich, aber bitte nicht auf meine Kosten!"

Es sind doch gerade die Energiearbeiter, die sich nach neuen „Dimensionen", „Schwingungserhöhungen" und allerlei „Aufstiegen" sehnen und alles dafür tun, damit diese Dinge schnellstmöglich eintreten. Dimensionen, in denen weder Geld, noch Ärzte und Heiler benötigt werden. Dimensionen, in denen sich die Menschen selbst heilen können und gar nicht mehr krank werden. Ungeachtet dessen, ob es derartige Aufstiege und Dimensionen überhaupt gibt – je mehr die Energiearbeiter für derartige Aufstiege unternehmen, umso eher müssten sie sich zwangsweise nach neuen Jobs umschauen. Weil spätestens dann ihre Praxen nicht mehr benötigt würden. Vor diesem Hintergrund müssen sich Energiearbeiter, die solche Einwände haben, die Frage gefallen lassen, um was es ihnen überhaupt geht. Geht es ihnen um die Sache oder nur um das Geldverdienen?

Vielleicht hilft es auch, einfach nur die Sichtweise zu ändern. Man kann die direkte Ausrichtung nach Gott von zwei Seiten sehen. Zum einen mit Blick auf den möglichen Verlust, zum anderen mit Blick auf den Gewinn.

Der mögliche Verlust könnte in der Tat sein, dass man keine Klienten mehr behandelt und die eigene Praxis ggf. überflüssig wird.

Der Gewinn ist eine direkte Beziehung zu Gott, welche für mich alles bisher Erlebte in den Schatten stellt. Die Vernichtung meiner Geistheilerunterlagen und die Schließung meiner eigenen Praxis habe ich daher zu keinem Zeitpunkt als einen Verlust betrachtet.

Ich arbeite bereits mit der Liebe Gottes

Die folgende Aussage habe ich von einem Energiearbeiter gehört, der sich regelrecht angegriffen fühlte, als ich ihm von dem direkten Weg zu Gott erzählte:

„... Außerdem arbeite ich schon immer mit der Liebe Gottes! Anders würde es gar nicht gehen!“

Genau das dachte ich lange Zeit auch. Ich streite ja auch gar nicht ab, dass dieser und andere Energiearbeiter sehr liebevoll und einfühlsam mit ihren Klienten umgehen. Bereits damit kann man bei hilfesuchenden Menschen sehr gute Ergebnisse erzielen. Das sagt aber noch lange nichts über die verwendeten Energien aus.

Und Energien, die Einweihungen, Schutz und Abgrenzung benötigen oder sich nur gegen Geld weitergeben lassen, würde ich nicht unbedingt als „direkt von Gott“ oder als „von Gott so gewollt“ bezeichnen.

In diesem Buch habe ich einfache Beispiele, Tipps und Experimente vorgestellt, mit denen Energiearbeiter die Qualität der von ihnen verwendeten Energien „bestimmen“ können. Auch ich war der Meinung, dass ich mit göttlichen Energien, Licht und Liebe arbeiten würde. Aber ich wurde eines besseren belehrt und stand vor der Entscheidung, ob ich meinen Klienten weiterhin fast **Nichts für teures Geld verkaufen** sollte oder **Alles an sie verschenken** will.

Ich habe mich für Letzteres entschieden.

Kontaktmöglichkeit

Passend zu dem Buchtitel finden Sie im Internet die Seite

http://www.der-direkte-weg-zu-gott.de

Dort haben Sie die Möglichkeit, mir Ihre Fragen, Anregungen und Kritik zukommen zu lassen.